改訂版

慢性腎臓病(CKD) 進行させない 治療と生活習慣

原　茂子
原プレスセンタークリニック 院長・
虎の門病院 腎センター内科

福島正樹
重井医学研究所附属病院 院長・
倉敷中央病院 参与

共著

法研

はじめに
――慢性腎臓病を知って、病気を進行させないために

慢性腎臓病により腎臓の働きが低下して、透析療法を受けている方が年々増加しています。透析療法を受けている方は現在32万人。新たに透析療法が必要となる方は、２０１１年の全国調査の結果では1年間で約３万９０００人におよんでいます。その多くは、生活習慣病による糖尿病からの腎臓病、慢性糸球体腎炎や腎硬化症などの腎臓病の患者さんで、とくに高齢の方に増えています。

慢性腎臓病がどのような病気なのかは、本書で詳しく説明をしていきたいと思います。

腎臓は、沈黙の臓器といわれています。病気の自覚症状は乏しく、体がだるい、あるいは息切れがするという状態で受診したときには、すでに腎臓の働きが低下しており、自分の腎臓の代わりをする治療である透析療法が必要になっている患者さんは少なくありません。

また、病気が進行すると腎臓の働きが悪くなるとともに、狭心症や心筋梗塞、さらに脳卒中など、心血管疾患（心臓および血管系の病気）が見られることもあります。

健診時の検尿や血液検査で、たんぱく尿、クレアチニンといった項目について指摘を受けても、とくに具合は悪くないという理由から、そのまま放置している方もいらっしゃるので

はないでしょうか。腎臓の病気は、早期発見と早期治療が本当に重要なのです。

30年以上にわたって腎臓の病気の患者さんの診療にかかわってきた二人の腎臓専門医が、「おひとりでも多くの方が慢性腎臓病にならないように」「進行しないように」「透析療法にならないように」と願いを込めて、本書をしたためました。

「慢性腎臓病とは何か？」「慢性腎臓病といわれる腎臓の病気には、どのような病気があるのか？」「慢性腎臓病にならないようにするには、どうしたらよいのか？」といったことからお話ししていきたいと思います。

現在行われている治療（お薬や食事療法）に関して、慢性腎臓病の日々の診療のなかで気づいた、私たち医師が患者さんに伝えておきたいポイントなども述べています。透析療法を必要としている方のために、透析療法や腎移植についても触れています。

専門的なお話も入れておりますので、医学用語でわかりにくい部分もあるかもしれませんが、できるだけ平易な言葉でわかりやすく説明するように心がけました。

慢性腎臓病と仲良くおつき合いし、ご自分の腎臓を大切にしていただけるように、また慢性腎臓病の患者さんがいらっしゃるご家族の方にも、日々の生活のなかで、本書がお役に立てればうれしい限りです。

平成23年2月

原　茂子
福島正樹

改訂するにあたって

平成23年に本書を皆さまのお手元にお届けしましたが、その後、慢性腎臓病への管理のなかでも多くの進歩が見られています。今回改訂に伴い、慢性腎臓病の進行しやすいことや合併症が出やすいことなどを加味した新しい重症度分類、腎臓の専門医受診が勧められる時期、多発性嚢胞腎への新しい治療をはじめ慢性腎臓病への新しい薬剤、慢性腎臓病と上手につきあいながら日常生活での身体的機能を維持するための運動療法などに関しても書き加えました。

著者一同

平成28年6月

目次

第3章 検査と診断

第4章
原因となる生活習慣と病気……61

第5章　ステージ別の特徴と治療……87

第6章 末期腎不全の治療……115

編集協力 株式会社ウェルビ
本文デザイン 株式会社明昌堂
カバーデザイン 上筋英彌（アップライン）
イラスト 岡本愛子

序　章

慢性腎臓病という言葉が伝えたいこと

早期発見が重要な慢性腎臓病

ＣＫＤという言葉を耳にされたことはありますか？　ＣＫＤとは、慢性の腎臓の病気を意味する英語「Chronic Kidney Disease」の略で、日本語では「慢性腎臓病」と訳されています。一般にはあまり聞き慣れないかもしれませんが、アメリカで言われはじめて、日本だけでなく全世界的に注目されています。毎年3月第2木曜日には、世界腎臓デーとして、慢性腎臓病をなくすためのキャンペーンが世界中で行われています。

慢性腎臓病とは、一つの病名ではなく、腎臓の働きが慢性的に低下していくさまざまな腎臓病をまとめて表します。

腎臓病というと顔や足のむくみ（浮腫《ふしゅ》）などをイメージする人も多いと思いますが、腎臓は沈黙の臓器ともいわれ、初期の段階ではほとんど自覚症状が見られません。体調の不良に気づいて初めて病院を訪れたときには、すでに病気が進行していて、末期腎不全（高度に腎臓の働きが低下して、もはや食事療法や薬物療法では治療できない状態）のために、自分の腎臓の代わりをしてくれる腎代替療法の「透析療法《とうせきりょうほう》」や「腎移植」をしなければ命を保てなくなっている場合も珍しくないのです。

このような、末期腎不全の人が日本だけではなく、全世界的に増加し、問題となっています。そこで、腎臓の病気の発病を予防するとともに、重症にならないように、早期発見と早期治療を目的として、この慢性腎臓病（ＣＫＤ）という言葉が使われるようになったのです。

ＣＫＤという言葉にはなじみのない人も多いと思われますので、本書では、「慢性腎臓病」と表記して、「発病の予防はどうすればよいのか？」「慢性腎臓病をこれ以上悪くしないで、透析療法に入らないようにするためにはどうすればよいのか？」についてお話をすすめていきます。また、透析療法や腎移植などについても説明しましょう。

腎不全の人が世界中で増えています

世界的に見ると、末期腎不全の患者さんは、１９９０年から２０１０年までの20年間でおよそ43万人から２１０万人へと、約5倍にも増えています。

日本ではどうでしょうか？　日本では末期腎不全になると、ほとんどの人が透析療法を受けることになります。透析療法を受けている人の数を見てみましょう。

日本は、人口当たりの透析患者数が世界で2番目に多い国です。２０１４年末の全国調査では、透析療法を受けている患者さんの数は32万人におよんでいます（図１）。これは国民の約４４０人に１人にあたり、しかも新たに透析療法をはじめる患者さんは、２０１４年末の全国調査で、１年間に3万８３２７人にもおよんでいます。皆さまの周りにも、透析療法

図1　透析療法を受けている患者さんの数

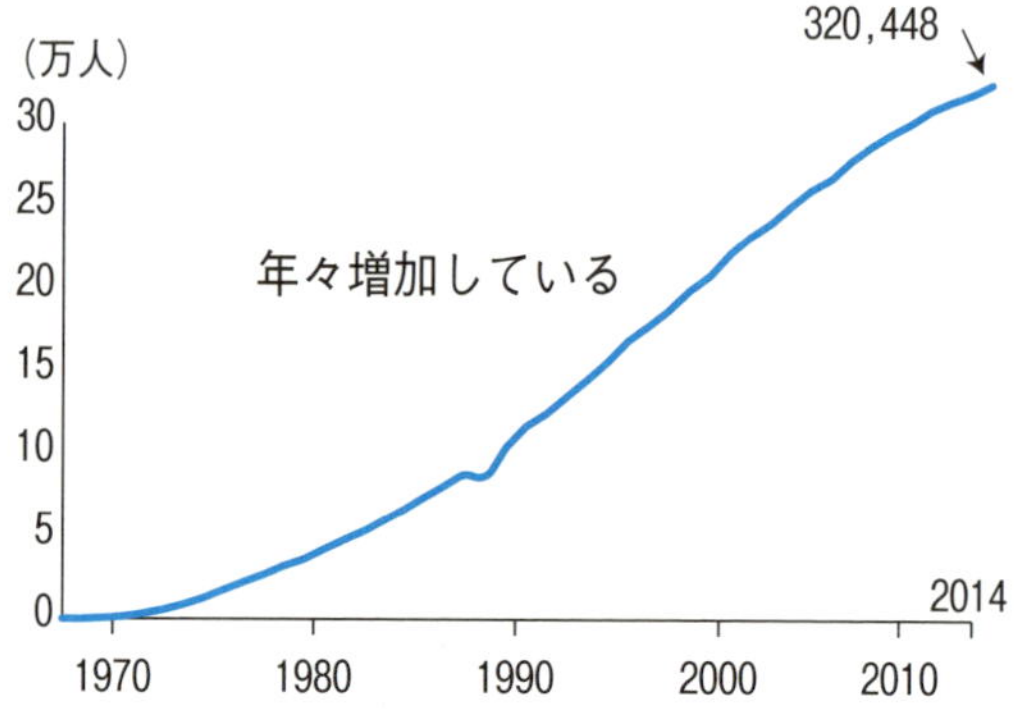

「図説　わが国の慢性透析療法の現況」2014年12月31日現在（日本透析医学会）より作成改変

を受けている人が少なからずいらっしゃるのではないでしょうか。

透析療法には、高額な医療費がかかります。その額は1人あたり年間およそ５００万円にもおよびますが、患者さんへの補助として国から支払われており、社会的に大きな問題となっています。透析療法を受けるようになると、個人の生活や仕事も制約されます。現在、多くの人が受けている通院で行う「血液透析」では、１週間に３回、１回に４～５時間かけて、ベッドに寝て治療を受けなければなりません。時間の制約だけではなく、心血管疾患（狭心症、心筋梗塞、心不全、脳卒中など心臓と全身の血管系の病気）の合併も見られるようになります。

透析予備群ともいえる慢性腎臓病患者さんは、日本では１３３０万人、人口の約13％であり、成人の８人に１人にあたります（「ＣＫＤ診療ガイド２０１２」より）。慢性腎臓病を予防するとともに、慢性腎臓病から透析療法にならないための対策が極めて重要になっています。

第1章

腎臓ってどんな働きをしているの？

腎臓はどこにあるの？

腎臓は背中側の腰より上に位置していて、左右に1つずつあります。図1-1に示されているように、おなかと背中の間にあり、右の腎臓のほうが左の腎臓よりやや低い位置にあります。そら豆のような形をしており、大きさは人の握り拳より少し大きい程度で、1つの重さは120gほどです。

図1-1　腎臓と血管

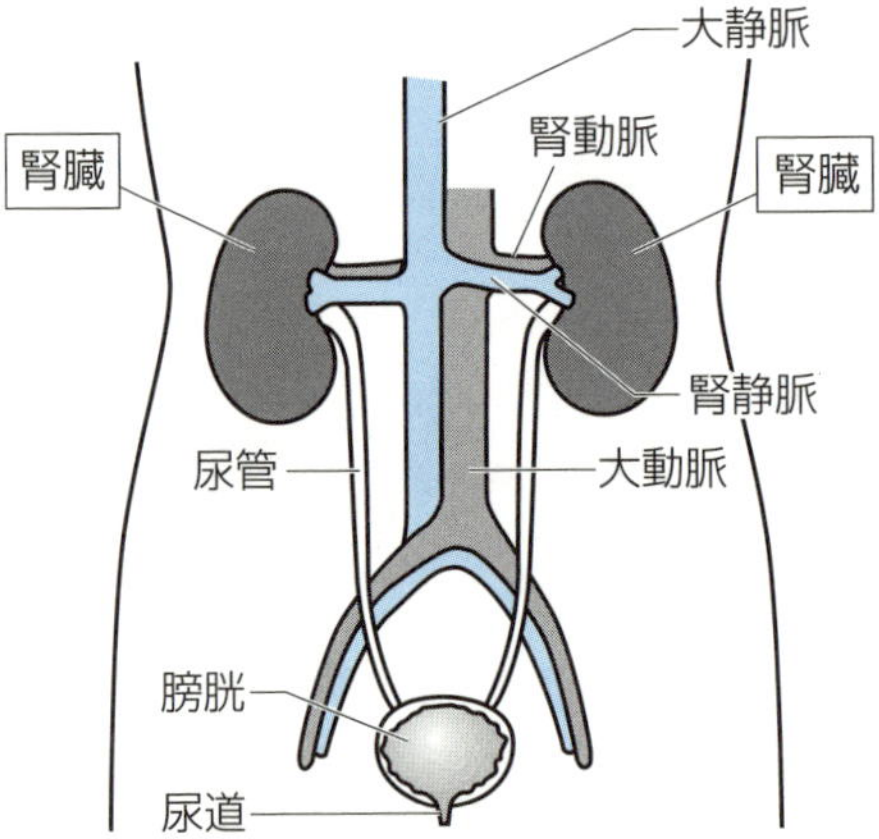

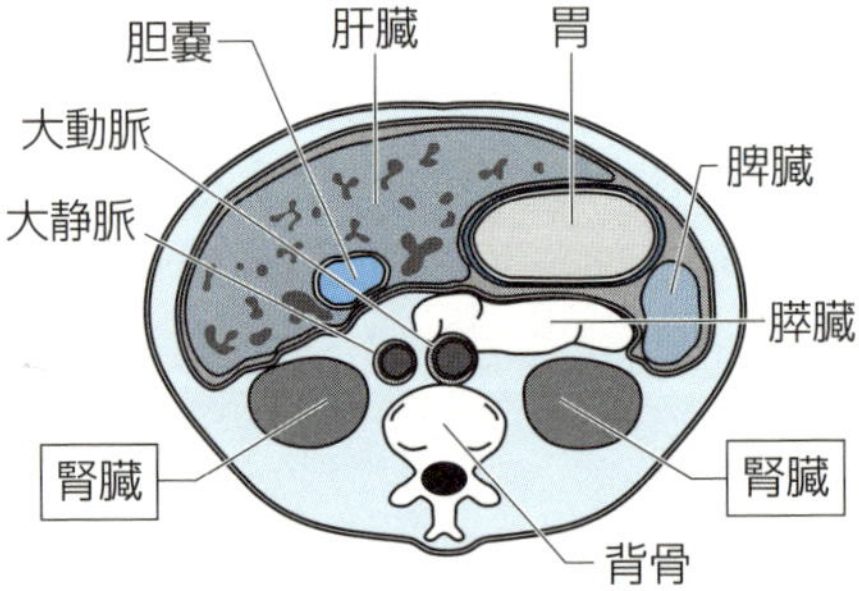

水平の断面から見た場合

腎臓の仕組みはどうなっているの？

腎臓は、ネフロンと呼ばれる単位から構成されています。ネフロンは1つの腎臓に100万個あり、それぞれが糸球体《しきゅうたい》という毛細血管（最も細い血管）の塊と、それを包むボウマン嚢《のう》という袋、それに繋がる尿細管《にょうさいかん》という細い管で構成されています（図1-2）。

図1-2　腎臓とネフロンの構造

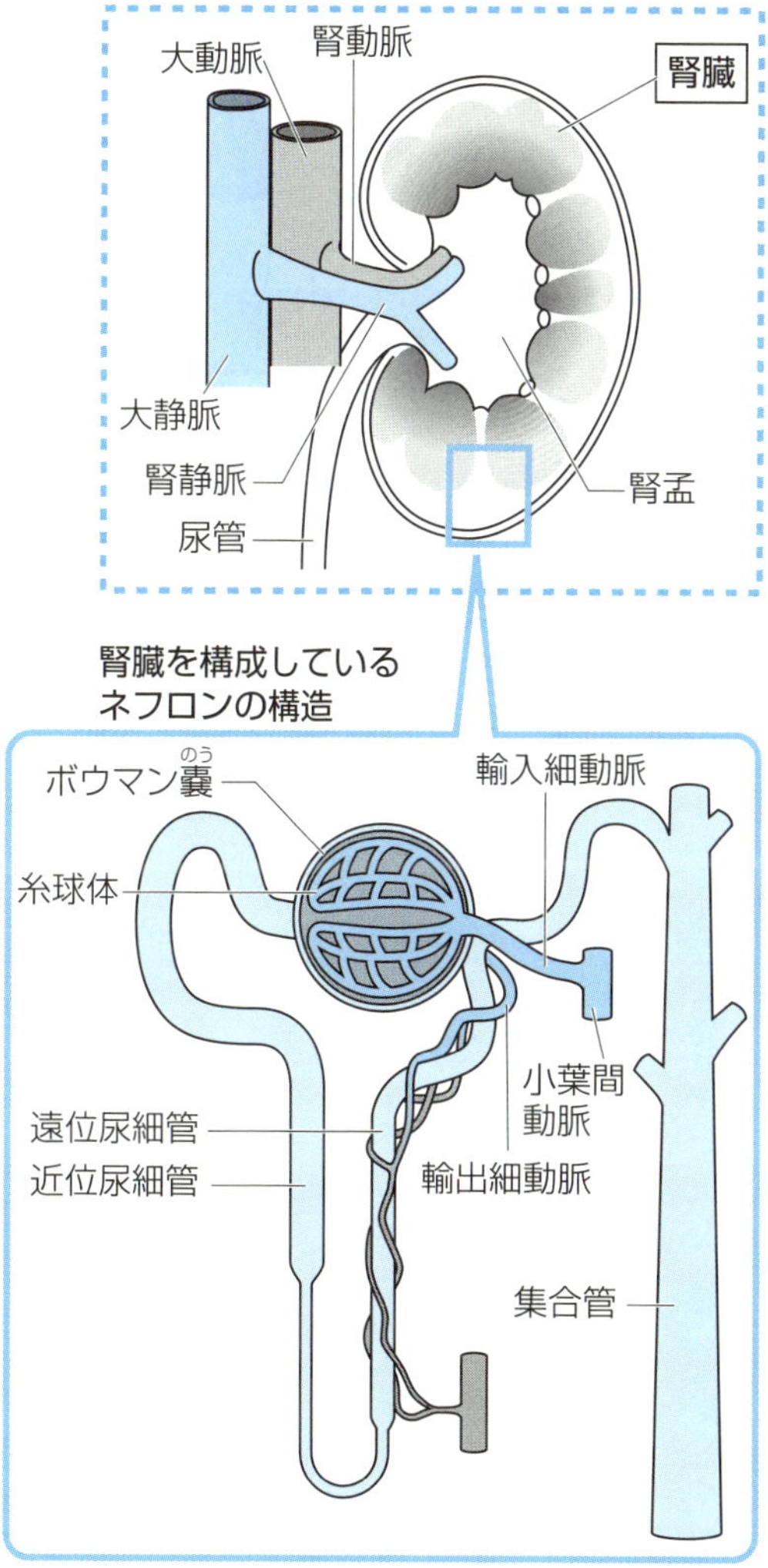

小さいけれど大きな役割をする腎臓

小さいけれど、血液がたくさん流れている臓器です。心臓から送り出される血液量のおよそ4分の1が腎臓に流れ込みます。腎臓に流れ込む血液量は1分間に約1ℓで、大量の血液が糸球体で濾過《ろか》され、1日に約150ℓの濾過液（原尿《げんにょう》といいます）がつくられ、老廃物や余分な電解質が含まれます。腎臓は、原尿が糸球体から尿細管といわれる部分に流れる間に、再吸収と分泌を繰り返して必要な物質を体の中に取り込みます。

最終的に、約1・5ℓの尿となって膀胱《ぼうこう》にたくわえられて尿として出ます。このようなことから、腎臓は比較的小さな臓器ですが、人の体を常に健康に保つための重要な役割を担っているのです。

腎臓の働き

①尿をつくること

腎臓のおもな働きは尿をつくることですが、では、尿はどのようにつくられているのでしょうか？

腎臓に流れ込んだ血液は、糸球体を通る間に水分と老廃物が濾過されて、原尿ができます

（図1-3）。

原尿の中には、尿素窒素《にょうそちっそ》やクレアチニン、尿酸といった不要な老廃物と、水分、糖分、ナトリウム、アミノ酸などの体に有益な物質が含まれています。

図1-3　糸球体で血液を濾過

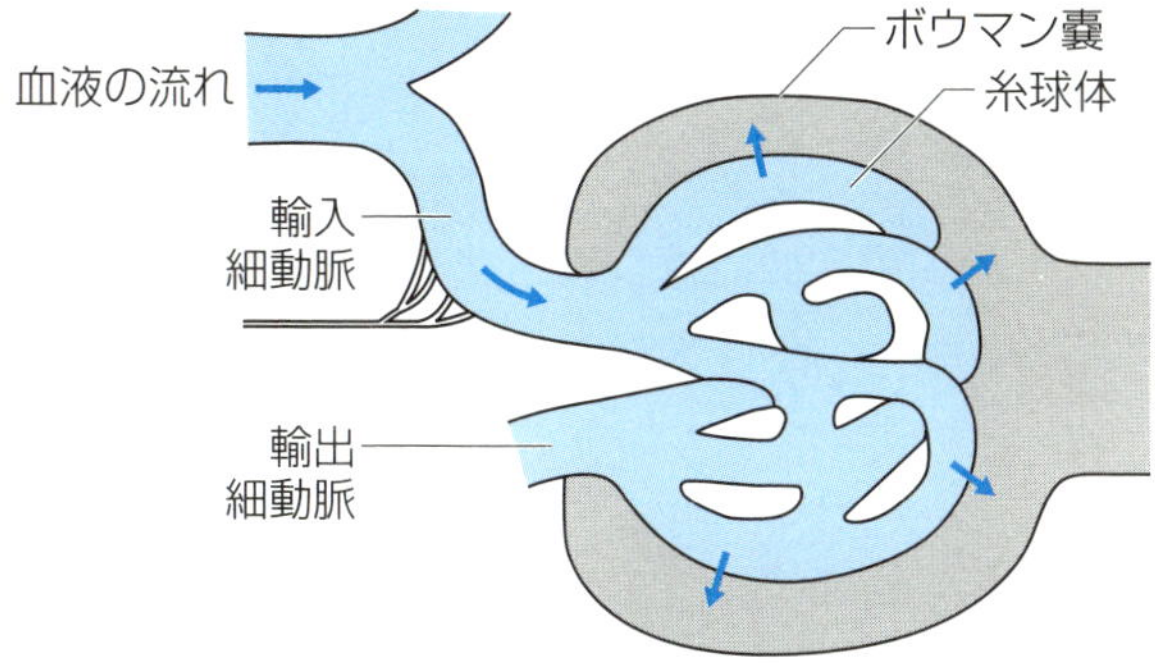

矢印は濾過を表します。
たんぱく質より小さな物質と
水が濾過されます。

図1-4　尿細管の再吸収と分泌のようす

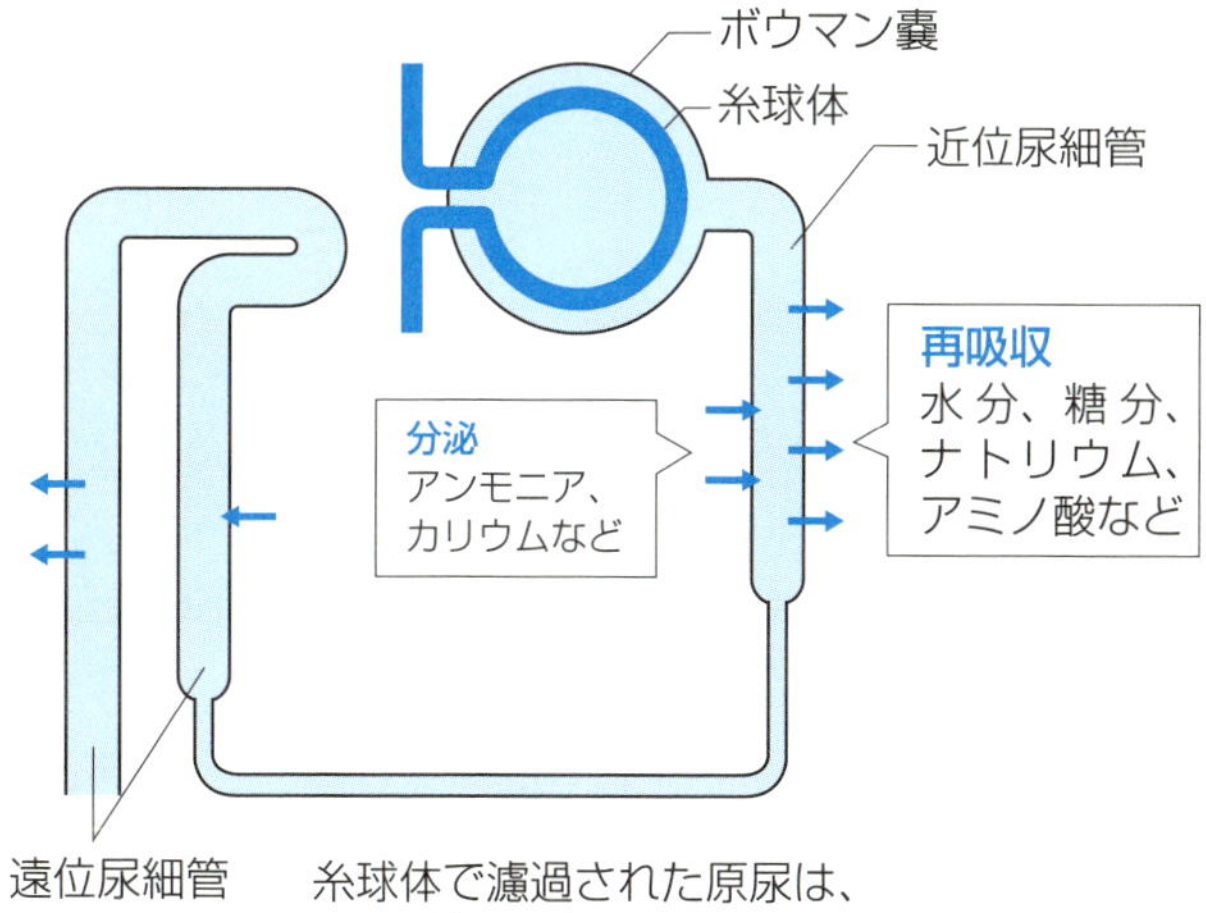

糸球体で濾過された原尿は、
99%が再吸収されます。

原尿が、ボウマン嚢を通過して、尿細管《にょうさいかん》（近位尿細管から遠位尿細管）の中を流れている間に、水分や糖分、アミノ酸など体に必要な物質は、99％が吸収されて血液中に戻ります（図1-4）。

その残りは、私たちの体内で不要となった尿素、クレアチニンや尿酸といった老廃物や電解質で、尿となります。この尿は、腎臓の中心部にある腎盂《じんう》にたくわえられた後、尿管を通って膀胱へ流れ、最後は尿道を通ります（図1-1）。腎臓では、このような実に巧妙な作業が行われているのです。

なぜ、いったん捨ててしまったものを、再び吸収するのでしょうか？　これは、遠い昔、動物の祖先が海に住んでいたことと密接に関係しています。人間の細胞の中は、生命が誕生した頃の海水の成分と非常に似た状態と考えられています。体のpH《ペーハー》（酸とアルカリの程度）、浸透圧、電解質の量など、細胞内のバランスを一定に保つために、腎臓は、糸球体で血液から水分といっしょに老廃物などをまとめていったん濾《こ》し出し、その中から体に必要なものを再吸収しているのです。

腎臓の中心的な役割を果たしている糸球体が傷害されると、たんぱく質や赤血球が尿の中に出てきます。このときに尿検査をすると、腎臓病のサインであるたんぱく尿や血尿が認められます。また、老廃物を排泄できなくなり、血液中の尿素窒素やクレアチニンの値が正常の値より高くなります。

②体内の水分量・電解質を調節する

私たちが毎日、食事や飲み物でとる塩分や水分量は日によって違います。お煎餅など塩辛いものをたくさん食べる日もあれば、暑くて水分ばかりとってしまう日もあります。それでも体内の水分量や血液の電解質（ナトリウムなど）の濃度はほぼ一定に保たれています。これは、腎臓が体内の水分や電解質を調節しているからです。

電解質の調節は、血液のpHにもかかわっています。人間の血液は、pH７・４と弱アルカリ性に保たれています。この弱アルカリ性の血液は、私たちが健康を保つうえで、とても大切なものです。

血液のpHを一定にするために大きな働きをしているのは腎臓です。尿細管で、体に必要な電解質を選択して再吸収し、酸を排泄して、血液が弱アルカリ性になるように調節しています。腎臓の働きの低下が進むと血液のpHが保たれなくなって、血液は酸性側になり、細胞に悪影響をおよぼして、体がうまく機能しなくなります。

③骨をつくるのに必要なビタミンDを活性化する

ビタミンDは骨をつくるために必要な栄養素で、日光を浴びることによって皮膚でつくられますが、それだけでは足りないため、魚肉やキノコ類などさまざまな食品から摂る必要があります。

ところが、ビタミンDはそのままの状態では機能することができません。体内で活性型ビタミンDに変化することによって、はじめて骨を丈夫にすることができるのです。

活性型のビタミンDに変化させるのは、腎臓の働きのひとつです。食品などからとり入れたビタミンDは、腸から吸収されると肝臓と腎臓で活性型ビタミンDに変化します。

活性型ビタミンDは、血液中のカルシウム（Ca）とリン（P）濃度を調節しています。腎臓の働きが悪くなると、ビタミンDの活性化がうまくできなくなり、腸からのカルシウムの吸収が減少して骨がつくられなくなります。

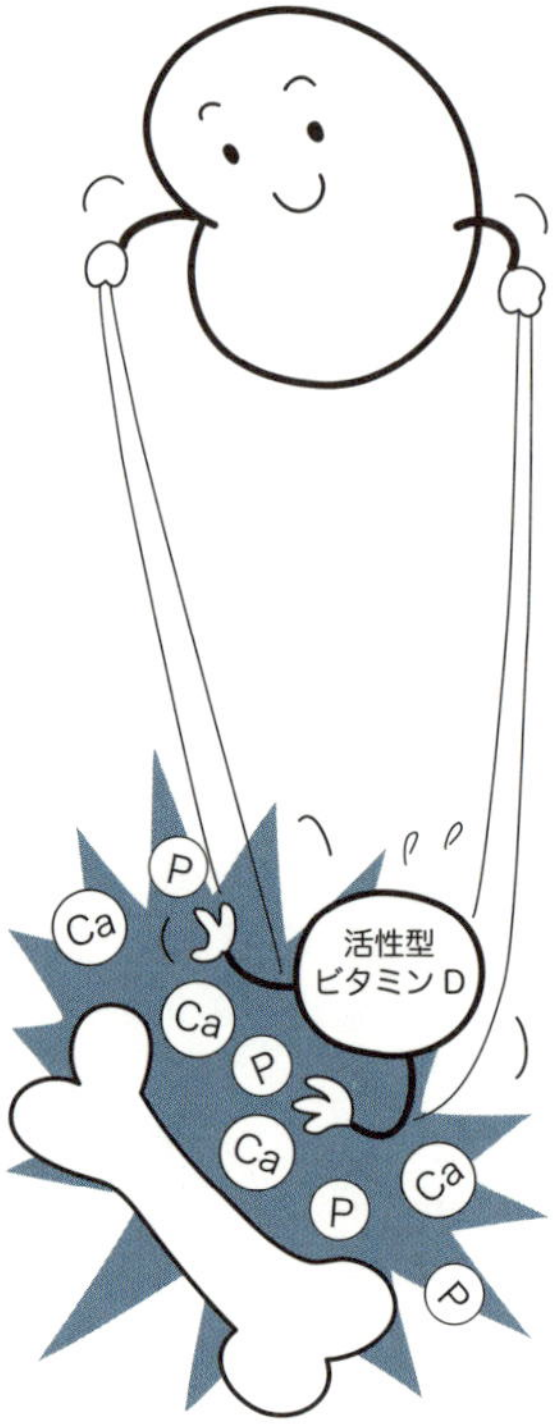

④造血ホルモンを分泌する

腎臓では、「エリスロポエチン」という造血ホルモンがつくられています。おもな役目は、骨髄に働きかけて赤血球がつくられることを調節しています。

赤血球は肺で受け取った酸素を、体のすみずみまで運ぶ働きをしていますが、腎臓の働きが低下してエリスロポエチンの分泌が少なくなると、赤血球がつくられなくなり貧血が起こります。

このように、腎臓の働きが低下して起こる貧血のことを「腎性貧血《じんせいひんけつ》」と呼んでいます。貧血になると息切れや動悸が現れ、さらに進むと、心臓の働きが悪くなったり腎臓の働きが低下したりします。

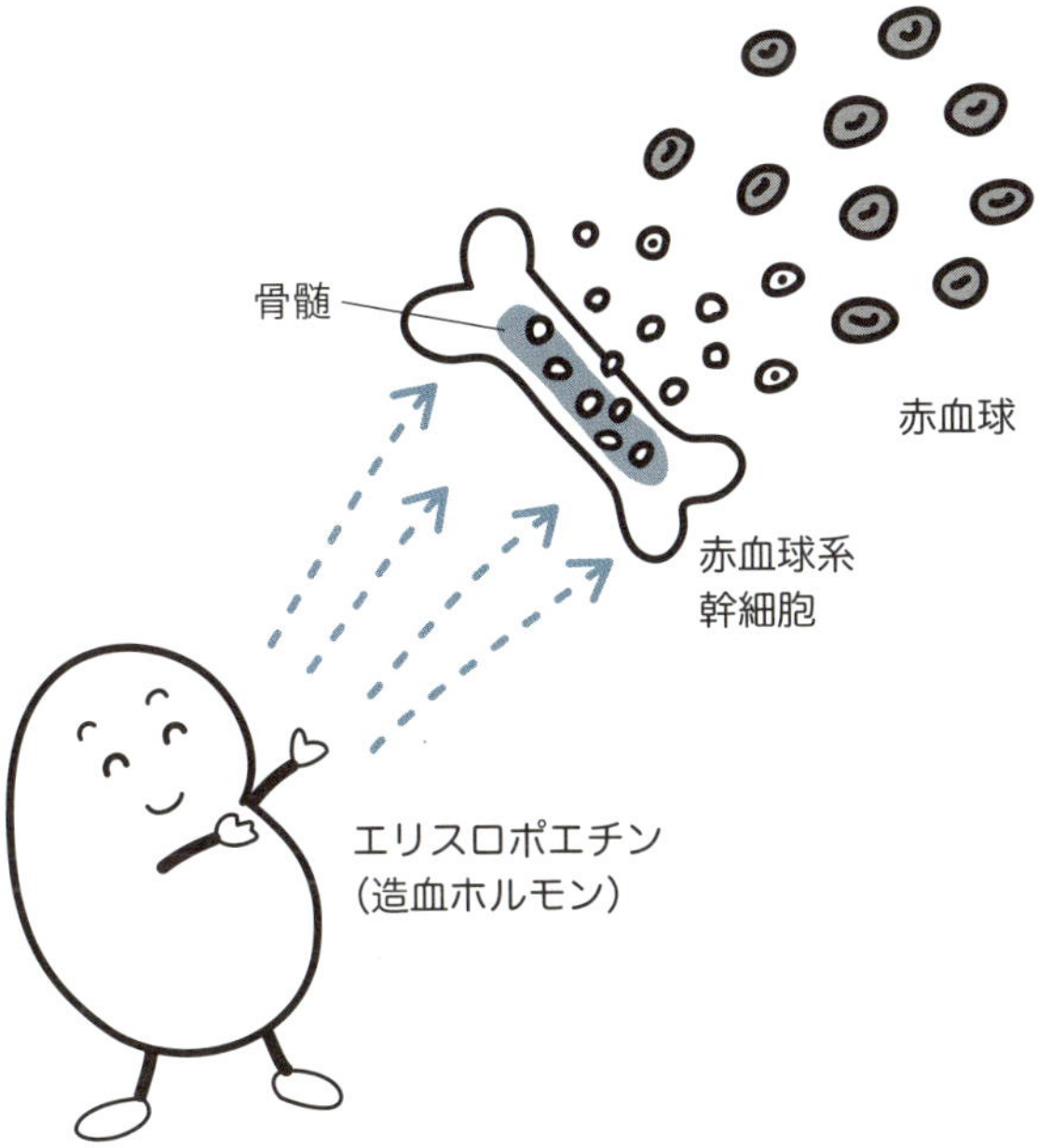

⑤血圧を調節する

塩分を多くとりすぎると高血圧を合併しやすくなりますが、腎臓は余分な塩分と水分を排出し、血液の水分量を一定に保つことで、血圧の調節を助けるという大切な役割も担っています。

また腎臓は、血圧を上昇させる「レニン」という酵素（ホルモン）をつくり、分泌しています。レニンは、体内にできる「アンジオテンシン」という血圧を上昇させるホルモンを調整しています。腎臓の働きが低下してくると、塩分と水分が排出できなくなって血液量が増え、また血圧を上げるホルモンの分泌が亢進して、高血圧をきたすようになります。レニンやアンジオテンシンなど、血圧を上昇させるこれら一連のホルモンは、「レニン・アンジオテンシン系」と呼ばれていて、これらのホルモンは、腎臓の糸球体で行われる濾過にかかわる血管内の圧力を調節しています。したがって、腎臓の働きが悪くなる仕組みには、レニン・アンジオテンシン系の亢進が影響しているといわれています。また腎臓での血液の流れの低下などで、交感神経系が活性化しアンジオテンシンホルモンの影響から高血圧が見られるようになります。交感神経系の活性化は、血管収縮などにも関わり血圧を上昇させます。

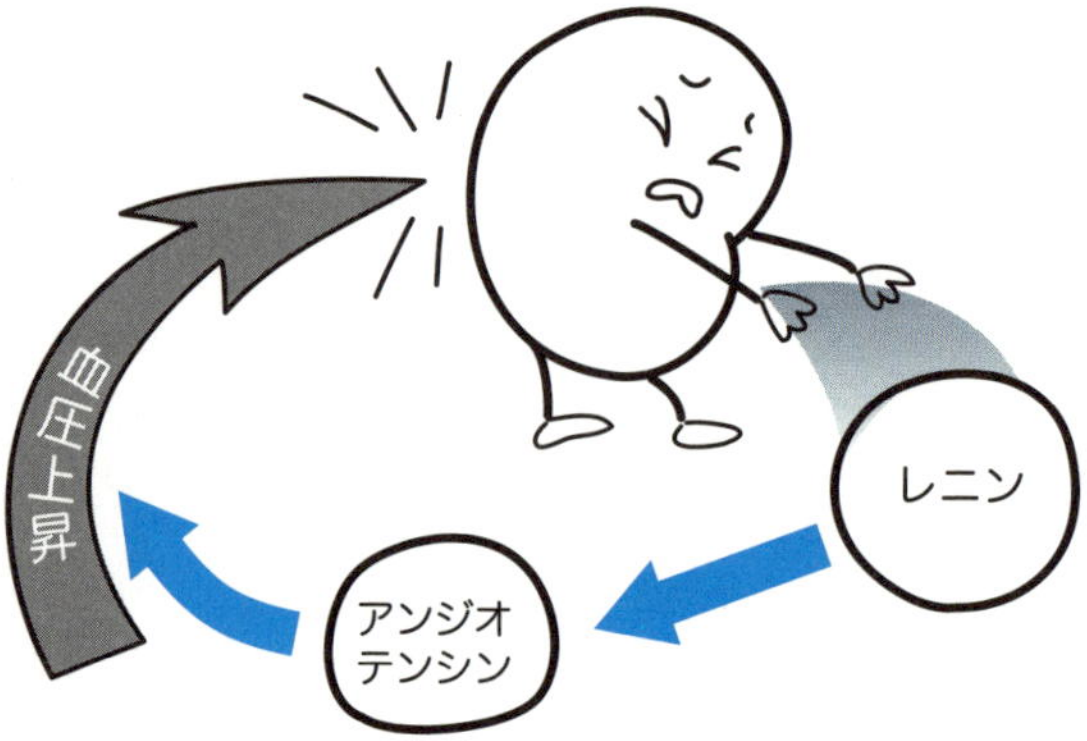

腎臓の働きが悪くなると、糸球体が壊れてその数が減少し、健全に保たれている糸球体に過剰な負荷が加わって傷害され、さらに腎臓の働きが悪くなります。

第2章

慢性腎臓病（CKD）はどんな病気？

慢性腎臓病はメタボリック症候群と関係している

慢性腎臓病が増えていることはすでに、序章でお話ししましたが、慢性腎臓病は、腎臓の働きが低下するだけではなく、心血管疾患に関連することもわかってきました。心血管疾患を引き起こすメタボリック症候群は、内臓脂肪型の肥満に加えて、さらに高血糖、高血圧、脂質代謝異常のうち2つ以上を併せ持った状態のことをいいます（図2-1）。これらの因子が多いほど、心血管疾患の危険性が高まり、同時に腎の働きの低下を促進させます。慢性腎臓病は、メタボリック症候群と深くかかわっているのです。

慢性腎臓病になりやすい人（慢性腎臓病ハイリスク群）

慢性腎臓病の初期には、ほとんど自覚症状がありません。次にあげるような人は、慢性腎臓病になりやすい人（慢性腎臓病ハイリスク群）で（表2-1）、とくに早期発見が大切です。健診の機会を逃さないようにしましょう。

図2-1　メタボリック症候群とは

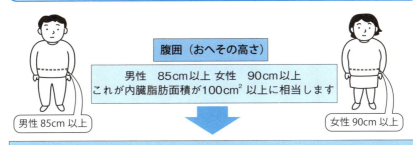

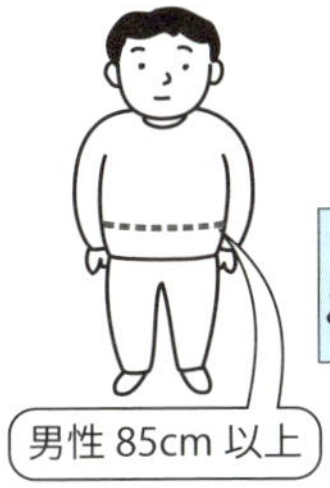

腹囲（おへその高さ）

男性　85cm以上 女性　90cm以上
これが内臓脂肪面積が100cm^2 以上に相当します

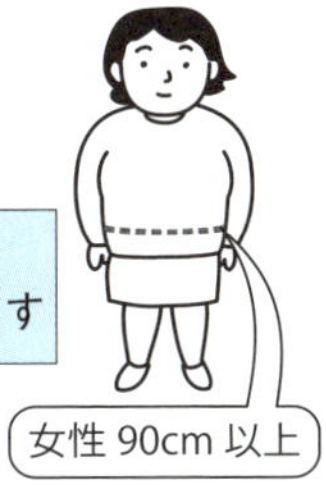

腹囲に加えて、以下の1～3のうちどれか2つ以上あればメタボリック症候群

1　中性脂肪が150mg/dℓ以上、
HDLコレステロール（善玉 コレステロール）が40mg/dℓ 未満
いずれか、または両方

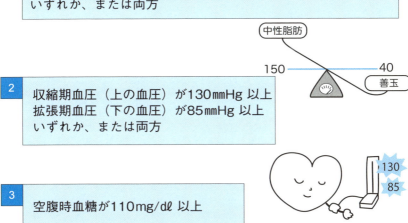

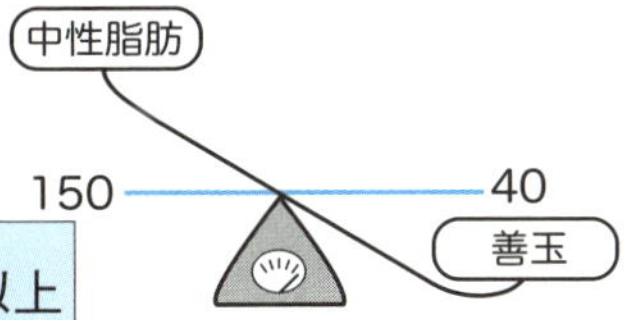

2　収縮期血圧（上の血圧）が130㎜Hg 以上
拡張期血圧（下の血圧）が85㎜Hg 以上
いずれか、または両方

3　空腹時血糖が110mg/dℓ 以上

※2018年からは、腹囲に関係なく血圧や脂質、血糖に異常があれば、いずれも保健指導の対象となる予定です。従来は、生活習慣でリスクをもっていても、腹囲が大きくなければ、指導の対象から外れていました。今後は、指導を受けることが必要となります。

表2-1　慢性腎臓病になりやすい人
慢性腎臓病ハイリスク群

① 高血圧、糖尿病、肥満、メタボリック症候群がある
② 高齢の人
③ 近親に慢性腎臓病の人がいる
④ 膠原病や尿路感染症、尿路結石などの病気を持っている
⑤ 以前に腎臓病にかかったことがある たんぱく尿などを指摘されたことがある
⑥ 薬を常用している

(1) 高血圧、糖尿病、肥満、メタボリック症候群がある

これらは慢性腎臓病の危険因子（発病の危険性を高める要因）です。生活習慣に注意しましょう。

(2) 高齢の人

加齢にともない腎臓の働きが低下し、また高血圧や糖尿病、肥満になる可能性が高くなります。これらは慢性腎臓病を発病させる危険性が高い病気です。予防するためには、良い生活習慣を維持することが大切です。

(3) 近親に慢性腎臓病の人がいる

多発性嚢胞腎（79ページ参照）やアルポート症候群（難聴をともなうことが多く、進行性に悪化する遺伝性腎炎）は遺伝性の腎臓病です。検査を受ける機会をつくりましょう。

(4) 膠原病や尿路感染症、尿路結石などの病気を持っている

これらの病気に対する治療を受けて、慢性腎臓病にならないようにすることが大切です。

(5) 以前に腎臓病にかかったことがある

たんぱく尿などを指摘されたことがある

過去に急性糸球体腎炎（53ページ参照）などの腎臓病にかかったことがある人です。一般的には急性糸球体腎炎は治癒する病気とされていますが、尿の異常がなくても、腎臓にまだ病気が残っていることが多いのです。慢性糸球体腎炎に移行する場合もあります。

(6) 薬を常用している

痛み止めや炎症を抑える薬剤などを常用している人も、薬の副作用で慢性腎臓病になる場合があります。腎臓に関する検査を受けることをおすすめします。

慢性腎臓病が進行するとどうなるの？

慢性腎臓病は、初期の段階では無症状ですが、腎臓の働きが低下するとともに、むくみや息切れなどの症状が見られるようになります。さらには腎臓と関連した症状だけではなく、心血管疾患も合併してきます。とくに狭心症や心筋梗塞、心不全などの心臓の病気と慢性腎臓病が一体化して進行することから、心腎連関《しんじんれんかん》といわれています（図2-2）。脳卒中を含む心臓血管系の病気は、慢性腎臓病における死亡の大きな原因です。慢性腎臓病では、たんぱく尿が多く、また、腎機能が低下するほど、末期腎不全への進行や合併した心血管疾患悪化のリスクが高まります。

慢性腎臓病で、透析療法が必要となるころには、心筋梗塞の原因となる心臓の動脈硬化の合併が約60％の人に見られ、糖尿病性腎症では約80％、糖尿病でない慢性腎臓病の人では約40％に見られると報告されています。腎臓の働きが低下しないように、早期発見、早期治療が大切です。

図2-2　慢性腎臓病と心血管疾患の関係

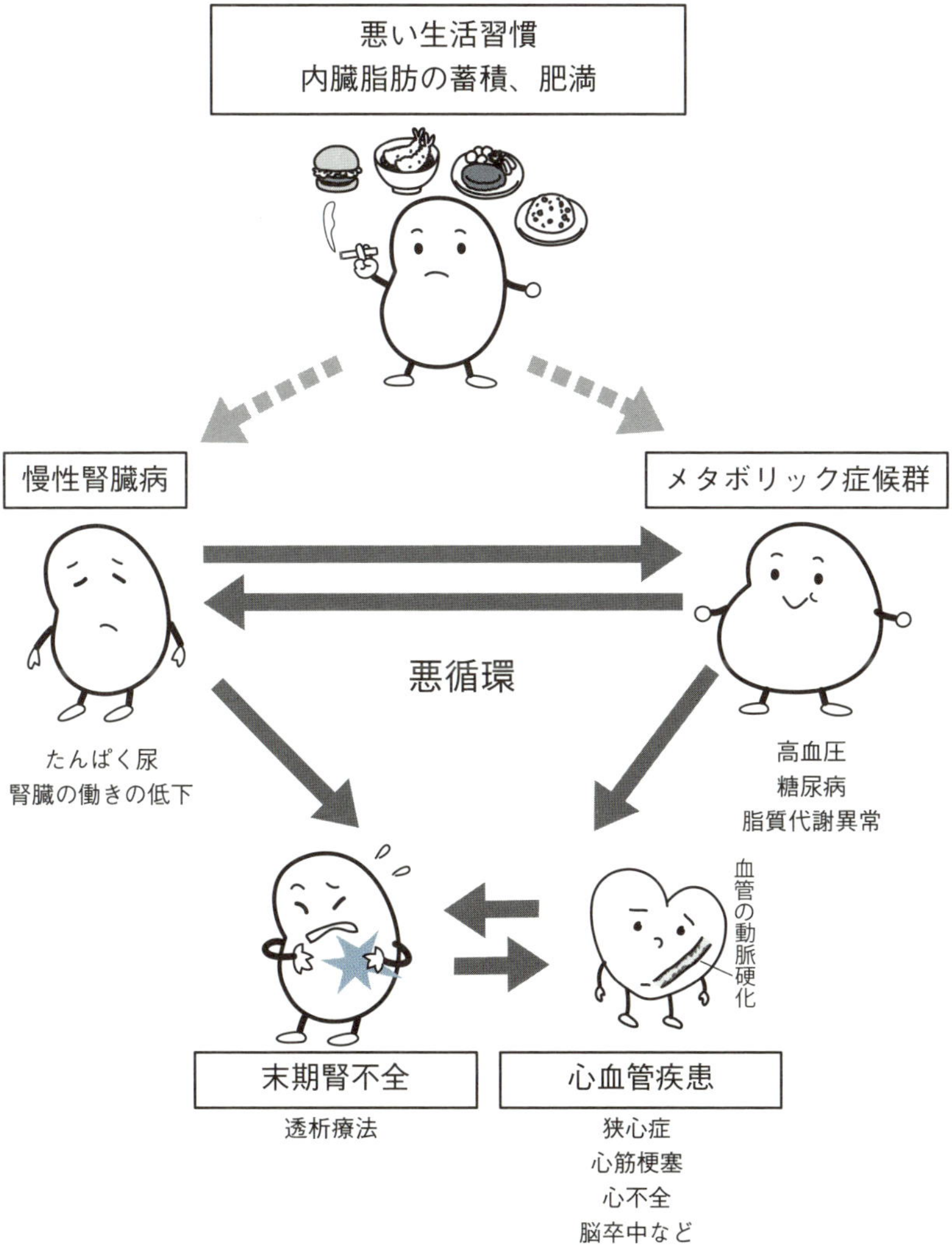

慢性腎臓病は、腎臓の働きが低下するとともに、心臓の病気や脳卒中などが一体化して進行することから、心腎連関といわれています。

早期発見と早期治療が生命を保つ

慢性腎臓病の治療で最も重要なのは、生活習慣の改善と病気の進行を抑えることです。慢性腎臓病の発症にかかわる因子である、高血圧、肥満、脂質代謝異常、高尿酸血症、喫煙に対して、生活習慣の改善をはかるとともに、慢性腎臓病の進行の程度に合わせた治療（薬と食事療法）で進行を少しでも遅らせ、透析療法を回避することが大切です。

もし、検査で異常を指摘されたら、自覚症状がないからといってそのまま放置せず、医療機関を受診しましょう。

第3章

検査と診断

検尿でわかること

日本では、小児から高齢にいたるまで、検尿が行われています。検尿を受けることは、慢性腎臓病を発見するとても重要な機会です。

検尿では、採取する方法によって、「随時尿《ずいじにょう》（いつでも好きなときに尿を採る）」「早朝尿（起床後、すぐに出る尿）」「24時間の蓄尿《ちくにょう》（24時間に出る尿を全部ためる）」などがあります。

一般的な検尿は、病院の外来や健診のときなど随時に採取した尿で、検査用の試験紙をつけて、尿に含まれている成分を調べます。たんぱく尿、尿潜血《にょうせんけつ》（血尿の有無）、尿糖、白血球（尿路に細菌感染がある場合に検出されます）の有無などもわかります。

24時間の蓄尿の検査では、1日に出ている「たんぱく尿」の量、1日の塩分摂取量、たんぱく摂取量などがわかります。治療効果を判断したり、食事療法がうまくできているかなどのチェックに有用です。

ここでは、検尿でわかる項目について説明します。

図3-1　健診でのたんぱく尿が多いほど末期腎不全になりやすい

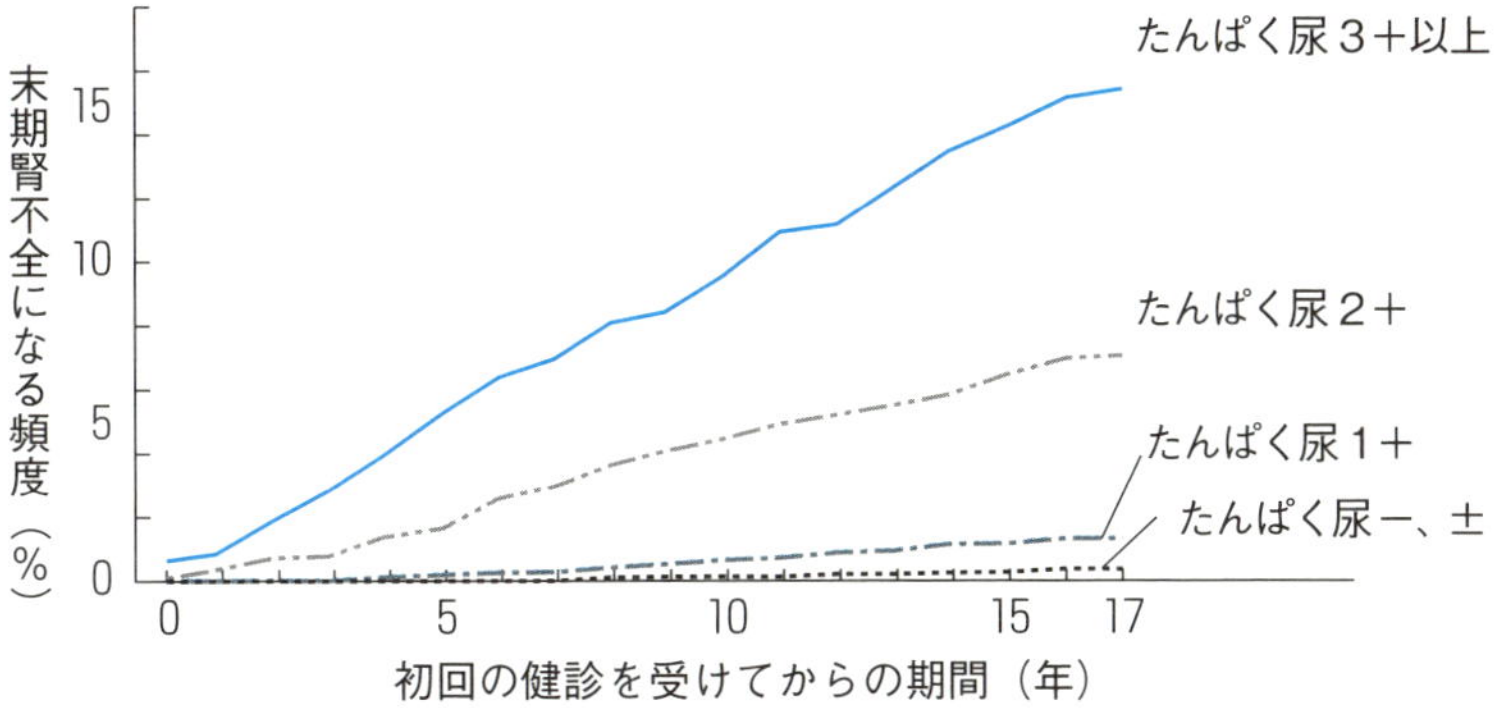

（Iseki K, et al: Kidney Int,(63), 1468 ～1474, 2003 より引用改変）

たんぱく尿

たんぱく尿とは、尿の中に一定量以上のたんぱくが出ている状態をいいます。検査の結果は、「−《マイナス》」「±《プラスマイナス》」「1+」「2+」「3+」「4+」で表されます。普通、−、±は病的な意味はあまりありません。2+以上は腎臓専門医を受診することが必要です。

たんぱく尿は、健康な人でも1日１５０mg程度は排出されます。風邪を引いたときや発熱、激しいスポーツの後などでは、一時的に多く出ることがあります。

水分摂取ができなかった場合には濃い尿が出ますが、そのようなときには1+になることがあります。1+以上が続く場合やたんぱく尿と血尿（39ページ参照）が、ともに1+以上であれば、さらに詳しい検査（尿たんぱくと尿クレアチニンの比で表した尿たんぱく定量、59ページ参照）が必要です。

たんぱく尿が多いほど腎臓の働きが低下し、末期腎不全になりやすいという報告がありま す（図3-1）。早期からたんぱく尿を減らすような治療を始めれば、進行を抑えることができます。

微量アルブミン尿

糖尿病の合併症である「糖尿病性腎症《とうにょうびょうせいじんしょう》」が疑われる場合に、早期の段階で診断に用いられる検査です。尿中にごくわずかに出るアルブミン（微量アルブミン尿）は、通常の試験紙法による検尿では見つけることができませんが、微量アルブミン尿の検査は、早期の糖尿病性腎症を確実に発見します。

微量アルブミン尿が見つかるのは、糖尿病性腎症の第2期、「早期腎症」と呼ばれる時期です。このときに積極的に糖尿病を治療すれば、微量アルブミン尿が減少あるいは消失して、糖尿病性腎症の治る確率は高くなります。

この検査は、早朝尿や24時間の蓄尿で行います。微量アルブミン尿の検査では、同時に尿中クレアチニンを測定し、アルブミンとの比率（アルブミン指数）で表されます（表3-1）。

微量アルブミン尿は高血圧、妊娠中や運動後に検出される場合もあります。

表3-1　尿検査の基準値

微量アルブミン尿	排泄率	30～199μg/分（時間尿） 30～299mg/日（24時間尿）
	アルブミン指数	30～299mg/g・クレアチニン（3回の測定中2回以上該当）で微量アルブミン尿と判定
血尿	肉眼的血尿	目で見て血尿（コーラ色）とわかる場合
	顕微鏡的血尿	顕微鏡400倍で観察し、1視野に赤血球が5個以上ある場合
白血球	顕微鏡400倍で観察し、1視野に白血球が3個以上ある場合	

特殊なたんぱく

極めてまれですが、検尿で試験紙法によるたんぱく尿が陰性「－」でも、たんぱくの量を測る（定量する）と検出されるたんぱく物質があります。「ベンスジョーンズたんぱく」というたんぱくで、骨髄腫《こつずいしゅ》に合併した腎臓病の場合に見られます。

血尿

尿に血液（赤血球）が混じっていることを「血尿」（表3-1）といいます。試験紙法（図3-2）による検査では潜血の程度により、「－」「±」「1+」「2+」「3+」と表現されます。

目で見える血尿（コーラ色のように見える）を「肉眼的血尿」、目では見えないけ

図3-2　尿の検査方法

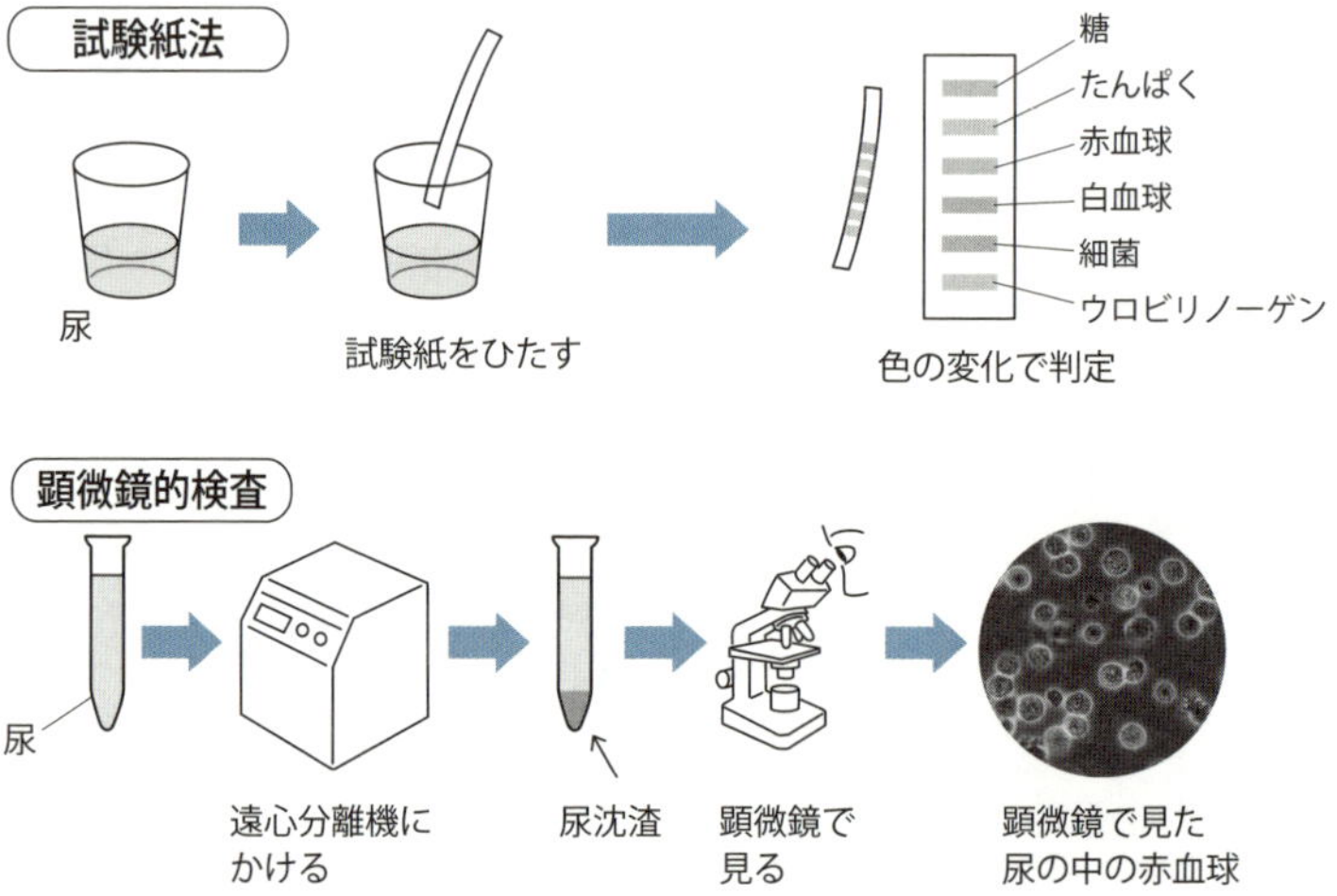

れども、尿を顕微鏡で見た場合に血尿（赤血球）が見られる場合を「顕微鏡的血尿」といいます。

採取した尿の沈殿物を顕微鏡で見た場合、尿沈渣《にょうちんさ》では、赤血球や白血球、円柱《えんちゅう》（細胞成分やたんぱく質からなる円柱の形をした物質）、細菌などがあるかどうかがわかります（図3-2）。腎臓に病変があると、赤血球、円柱などが多く見られます。

尿沈渣で見られる赤血球の形によって、変形のある場合は、糸球体から出ている血尿であり、変形がない場合には尿管や膀胱から出ている血尿と判断されます。

赤血球の判定では、1視野（通常、400倍の顕微鏡で見える視野）で1個未満、1～5個、5～10個、10～30個、多数、と表されます。

高齢者の血尿では、膀胱の病気など泌尿器科の病気の可能性があるので注意が必要です。

白血球、細菌

尿路感染症（膀胱炎や腎盂腎炎《じんうじんえん》など）では、尿の中に白血球が増加し、細菌が混じっています。白血球の判定では、1視野で1個未満、1～5個、5～10個、10～30個、多数、と表されます。

悪性腫瘍細胞

膀胱や尿路にがんがあると、腫瘍細胞が見られます。

血液検査でわかること

クレアチニン

慢性腎臓病の診断に重要な血液検査は、血液中のクレアチニン（血清クレアチニン）値です。クレアチニンは筋肉でつくられる老廃物の一種で、腎臓で濾過されて尿中に排出されます。糸球体が傷害されると、糸球体による濾過量（糸球体濾過量、GFR）が低下して尿中にクレアチニンが排出されにくくなります。そのため血清クレアチニンが基準値より高くなります。なお、尿中に排出されるクレアチニンの量は原則として一定です。

血液中のクレアチニンを測ることで腎臓の働きがどの程度悪いかがわかりますが、腎臓の働きは血液中のクレアチニン値と比べると差があります（図３-３）。腎臓の働きが半分以下に低下したとき、はじめてクレアチニン値が基準値より高くなります。クレアチニンの値を測定することは重要です。

クレアチニンの測定は、従来の住民健診では含まれていましたが、２００８年から始まった特定健診（メタボ健診）では、クレアチニンの測定が入っていません。日本腎臓学会では、慢性腎臓病の診断に必須であるクレアチニンの検査がきわめて重要であることから、検査項目として認められるようになることを、厚生労働省に要請しています。

図3-3　血清クレアチニン値と腎臓の働きの関係

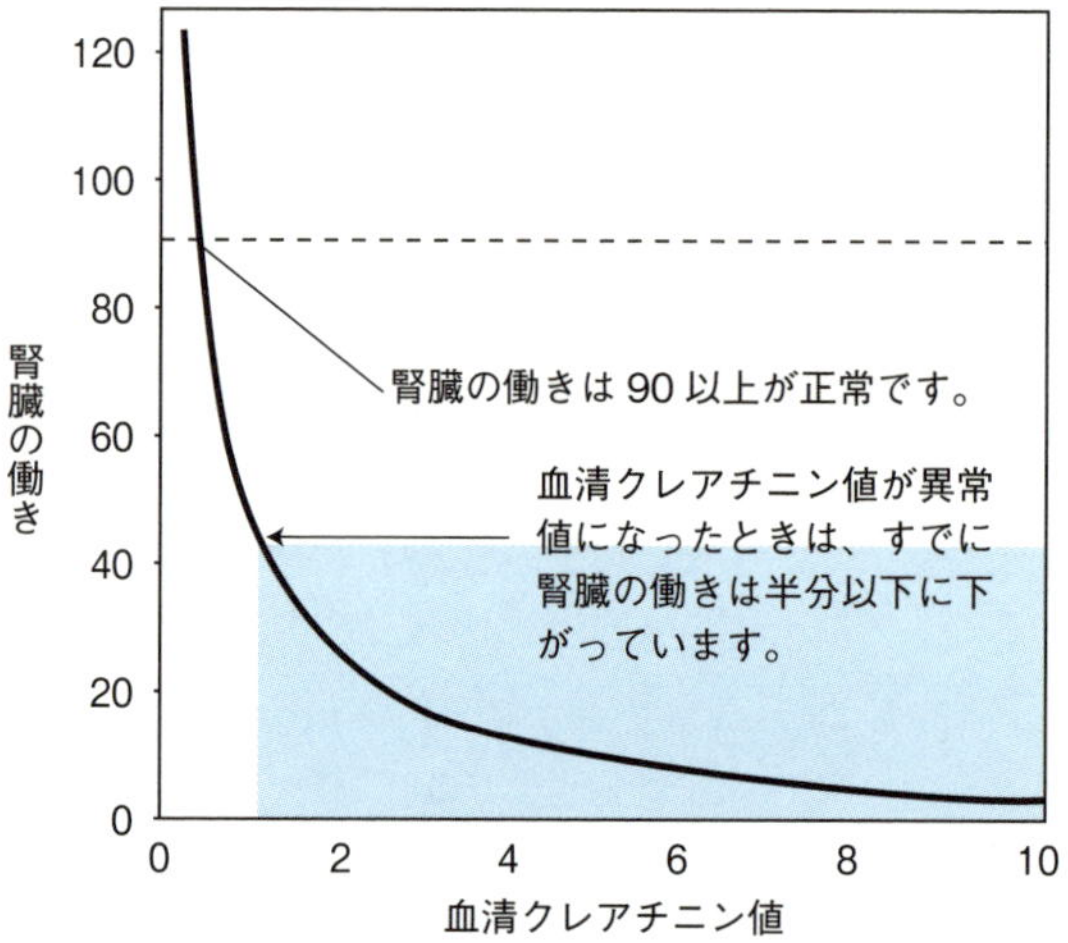

腎臓の働きが低下しているほど、血清クレアチニン値が高くなっています。クレアチニン値が正常でも腎臓の働きが低下していることがわかります。腎臓の働きは90以上が正常です。

尿素窒素

尿素窒素は、食事で摂取したたんぱく質の老廃物です。腎臓の働きが低下すると、尿素窒素の数値も高くなります。たんぱく質を制限していると尿素窒素の値は低くなり、高たんぱく食では尿素窒素の値が高くなります。尿素窒素の値をクレアチニンの値で割った数値が10未満の場合には、たんぱく質制限の食事療法が守られていることがわかります。クレアチニンと尿素窒素の基準値を46ページの表3-2に示します。

腎臓の働きを見る検査

腎臓の働きを見る検査は、おもに3種類あります。

推算糸球体濾過量（eGFR）

慢性腎臓病を診断するために、糸球体濾過量（GFR）を推算する計算式を提示します。これは糸球体でどれくらい血液が濾過されているかを示すもので、クレアチニンの値、年齢と性別から求められます。しかし、この計算式を使用することは非常に困難なので、血清クレアチニン値、年齢、性別で

●推算糸球体濾過量（eGFR）の求め方

$194 \times Cr^{-1.094} \times 年齢^{-0.287}$（ml／分／1.73㎡）

女性はこの値に0.739をかける。

Cr：クレアチニンの値（小数点以下2桁まで測定した値を用いる）

見る早見表を使います（56、57ページ参照）。

クレアチニンクリアランス

クリアランスとは、デパートでのクリアランスセールのように、「一掃」という意味で、腎臓が1分間にどれだけの量の血液から、クレアチニンを排除しているかを表します。24時間の蓄尿検査で簡単に行うことができるために、広く用いられています。一般に糸球体濾過量（GFR）に近い値を示します。

イヌリンクリアランス

「イヌリン」という物質を用いて測定する「イヌリンクリアランス」の腎機能検査は、正確な糸球体濾過量を表しますが、検査が複雑で、日常の検査では実施されていません。

その他の血液検査

腎臓の働きの低下にともない、その他の検査で異常が見られます。

①尿酸

プリン体（細胞の新陳代謝でできる物質）の代謝産物です。腎臓の働きが低下すると、高い値になります。動脈硬化、高血圧、肥満との関連も見られています。腎臓の働きを悪くする因子のひとつでもあります。

②ナトリウム（Na）、カリウム（K）、クロール（Cl）

電解質です。腎臓の働きが悪くなるとカリウムが高い値になります。

③カルシウム（Ca）

骨の代謝に関係しています。腎臓の働きが悪くなると、ビタミンDが活性化されなくなり、腸管からのカルシウムの吸収が悪くなるので、数値が低くなります。

④リン（P）

腎臓の働きが悪くなると、腎臓からリンが排泄できなくなり、リンの値が高くなります。

⑤ヘモグロビン（Hb）、ヘマトクリット（Ht）

腎臓の働きが低下すると、貧血が見られるようになります。貧血があるか、またその程度がわかります。

⑥血液のpH《ペーハー》（体液のバランス）

腎臓の働きが低下すると、腎臓から酸の排泄ができなくなるために酸がたまり、血液が酸性になります。

⑦副甲状腺ホルモン

カルシウム、リンの代謝にかかわっているホルモンです。腎臓の働きが低下すると、値が高くなります。

表3-2　腎臓の働きを見るおもな検査項目と基準値

	検査項目	基準値
腎臓の働き	推算糸球体濾過量（eGFR）	90（mℓ / 分 /1.73 ㎡）以上
	クレアチニンクリアランス	90～120　（ mℓ / 分）
血液検査	クレアチニン	男性　0.6～1.1　(mg/ dℓ) 女性　0.4～0.8　(mg/ dℓ)
	総たんぱく	6.9～8.4　(g/ dℓ)
	アルブミン	3.9～5.2　(g/ dℓ)
	尿素窒素	8～21　(mg/ dℓ)
	尿　酸	2.5～7.0　(mg/ dℓ)
	ナトリウム（Na）	139～146　(mEq/ ℓ)
	カリウム（K）	3.7～4.8　(mEq/ ℓ)
	クロール（Cl）	101～109　(mEq/ ℓ)
	カルシウム（Ca）	8.7～10.1　(mg/ dℓ)
	リン（P）	2.8～4.6　(mg/ dℓ)
	白血球	3200～7900　(個 / μℓ)
	赤血球	男性　4.00～5.66 $(\times 10^6$ 個 / μℓ) 女性　3.70～5.07 $(\times 10^6$ 個 / μℓ)
	ヘモグロビン（Hb）	男性　13.0～17.0　(g/ dℓ) 女性　11.3～15.0　(g/ dℓ)
	ヘマトクリット（Ht）	男性　38.2～50.8　(%) 女性　34.0～46.3　(%)
	血小板	男性　141～327 $(\times 10^3$ 個 / μℓ) 女性　155～350 $(\times 10^3$ 個 / μℓ)
	血液ガス分析（アシドーシスの程度を見る検査）	
	pH HCO_3 ABE	7.38 ～ 7.42 22～28　(mmol/ ℓ) −2.3～+3.0　(mmol/ ℓ)
	副甲状腺ホルモン（PTH） （インタクト PTH）	15 ～ 65　(pg/ mℓ)

アシドーシスを見る血液ガス、および副甲状腺ホルモンは、腎臓の働きが低下しているときに行われる検査です。　（虎の門病院）

画像検査でわかること

腎臓の大きさや形の異常、結石や腫瘍の有無を調べるために行われます。画像検査のおもなものには、「CT検査」「超音波（エコー）検査」「MRI検査」「アイソトープによる核医学検査」などがあります。

腎臓の形の異常

腎臓そのものの形に異常があり、慢性腎臓病に進行する場合があります。

腎臓のCT画像

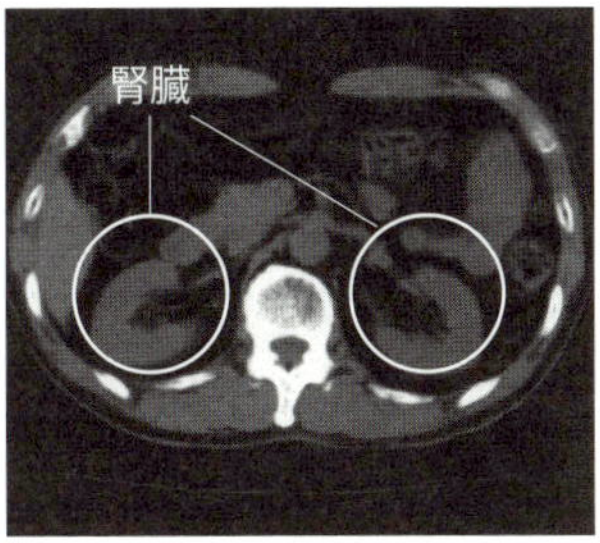

働きが正常の腎臓
CTで見ると、腎臓の大きさは正常

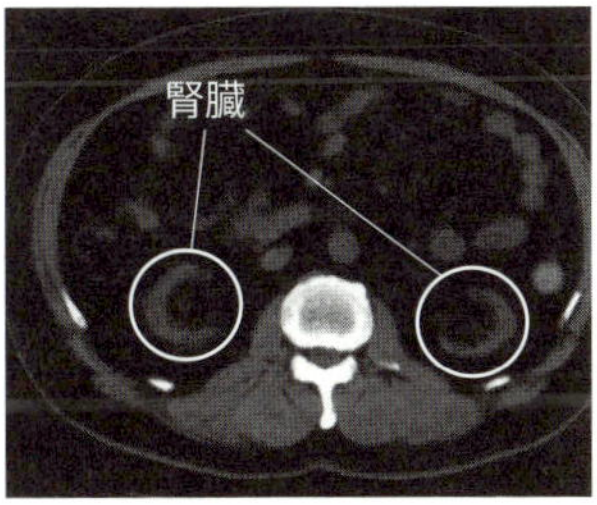

末期腎不全の腎臓
CTで見ると小さくなっています

腎臓が1つしかない、腎臓の奇形、多発性嚢胞腎《たはつせいのうほうじん》（79ページ参照）などが画像検査でわかります。腎臓が1つしかない場合や腎臓の奇形では、残っている腎臓に負担がかかって腎臓の働きが低下することがあり、また尿路感染症を合併しやすくなることもあります。

腎血管造影法

造影剤を血管に注入して、レントゲンで腎臓の動脈（腎動脈）を調べます。腎動脈が狭くなって起こる腎血管性高血圧や腎腫瘍などの診断に用います。

アイソトープを用いて行う検査

アイソトープ（放射線同位元素）という検査用の薬を腕の静脈に注射をして、ガンマカメラという専用の装置により左右の腎臓の働きを別々に見ることができます。

組織を調べる腎生検

検尿や血液検査で腎臓に傷害があると判断された場合、正確な診断をするため、また、今後どのような薬で治療するかなど方針を決めるために、腎生検《じんせいけん》という検査が必要な場合があります。腎臓の一部を採取して、顕微鏡で腎臓の状態を詳しく調べます。検査のために数日の入院が必要になります。

検査のときには、うつ伏せになり、局所麻酔の注射を受けます。超音波（エコー）で腎臓の位置が確認されて、安全な部位に挿入された生検針で、組織の一部が採取されます（図3-4）。穿刺《せんし》した場所からの出血を抑えるために背中を押さえて圧迫止血が行われ、その後は絶対安静が必要になります。

図3-4　腎生検の方法

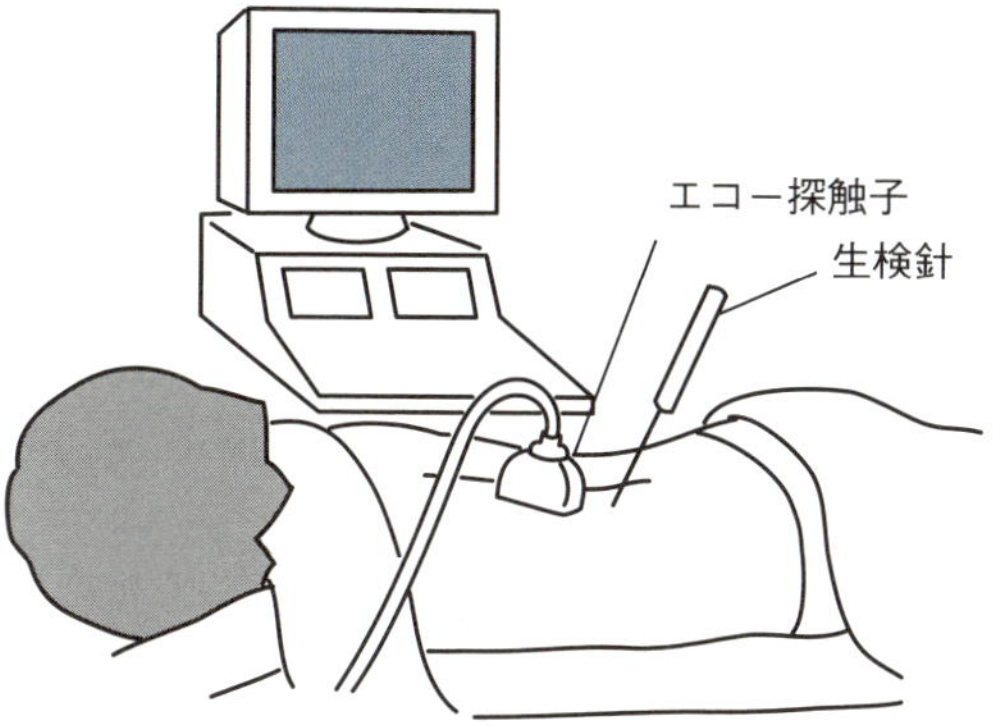

うつぶせに寝て、局所麻酔の注射を受けます。
超音波（エコー）で腎臓を確認後、生検針が挿入され、
腎臓の組織の一部が採取されます。

腎生検は腎臓病の状態を正しく知るためには大切な検査です。腎臓を針で穿刺するため、穿刺後に目で見える血尿が出たり、腎臓の周囲への出血、痛みなどの合併症をともなうこともまれにありますが、一般的には安静と出血を抑える薬で対応されます。

なおこの検査は、末期腎不全で腎臓が小さくなって萎縮している場合には禁忌（患者さんの状態によって手術や検査などを行わないほうがよいと考えられること）です。

腎生検は、腎臓病にかかったすべての患者さんが受けなければならない検査ではありま

せんが、診断を明らかにするとともに、どのような治療が必要であるかを決めるためには必要です。危険性を含めて腎生検の必要性を医師と十分に相談されることをおすすめします。

慢性腎臓病はどのように診断されるの？

3ヵ月以上「たんぱく尿」、または「血尿」が持続して陽性である場合や、「推算糸球体濾過量（eGFR）」で表される腎臓の働きが基準よりも低下している場合（60㎖／分／1・73㎡未満）は慢性腎臓病です。推算糸球体濾過量（eGFR）とは、血液中のクレアチニンの値と年齢、性別をもとに腎臓の働きの程度を知るための指標のことです。さらに、この数値から、慢性腎臓病が進行しているかどうかをステージG1～G5に分けて診断します（表3-3）。

ステージが進んでいるほど、たんぱく尿が多いほど、進行ははやまります。同じように、慢性腎臓病の原因が糖尿病などの生活習慣病である場合も、進行がはやまります。また、心血管疾患の合併も高頻度に見られます。

各ステージ（病期）の症状、検査

ステージG1では、推算糸球体濾過量（eGFR）から見た腎臓の働きは正常で、自覚症状は見られません。慢性腎臓病になりやすい因子を持っている人（28ページ参照）では、適

表3-3　慢性腎臓病の診断

① 検尿、血液検査、画像検査、腎生検の結果、異常が明らか（とくにたんぱく尿が陽性の場合）
② 推算糸球体濾過量（eGFR）が60未満

① ②のどちらか、あるいは両方が、3ヵ月以上続いて見られる場合に慢性腎臓病と診断されます。

慢性腎臓病のステージ（病期）

ステージ	腎臓の働き	推算糸球体濾過量 (eGFR) (mℓ/分/1.73㎡)
G1	腎障害はあるが 働きは正常～高値	90以上
G2	正常～軽度低下 (正常～正常の人の2/3くらい)	60～89
G3a	軽度～中等度低下 (正常の人の2/3くらい)	45～59
G3b	中等度～高度低下 (正常の1/3くらい)	30～44
G4	高度低下 (正常の人の1/6～1/3)	15～29
G5	腎不全 (正常の人の1/6未満)	15未満

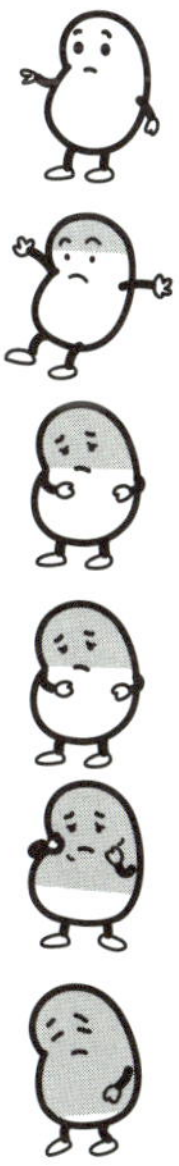

『CKD診療ガイド2012』（日本腎臓学会編）より

※推算糸球体濾過量（eGFR）は、腎臓が働いている程度を表します。数値が低いほど腎臓の働きが低下しています。
※ステージは、腎臓の働きにより、G1～G5に分かれています。Gは、GFR（糸球体濾過値）の頭文字です。
※透析療法を受けている人は、ステージG5Dと表します。

正な生活上の管理をすることが大切です。

ステージG2では、腎臓の働きが低下しはじめている段階で、生活習慣病やどのような腎臓の病気を持っているかなどの検査が必要です。

ステージG1、G2までは、原因となった腎臓病の治療、生活習慣の改善や血圧管理、肥満の改善などで、慢性腎臓病の進行を停止もしくは治すことも可能です。

ステージG3a、G3b以降は、腎臓専門医への定期受診が必要となります。腎臓の働きの低下のほかに、心血管疾患の合併がないかどうかを調べることが必要です。G3bではG3aに比べて、心血管疾患の合併が多くなります。さらに、腎性貧血やカルシウム、リンなどのバランスの崩れの程度も強くなります。

ステージG4、G5ではそれらの症状が進行します。透析療法に対しての準備が必要な時期です。

自覚症状はどんなもの？

慢性腎臓病は自覚症状が乏しいのですが、自覚症状が出たときには、すでに腎臓の働きが高度に低下している場合もあります。ここでは、どのような症状があるか説明しましょう。

●尿のおもな症状

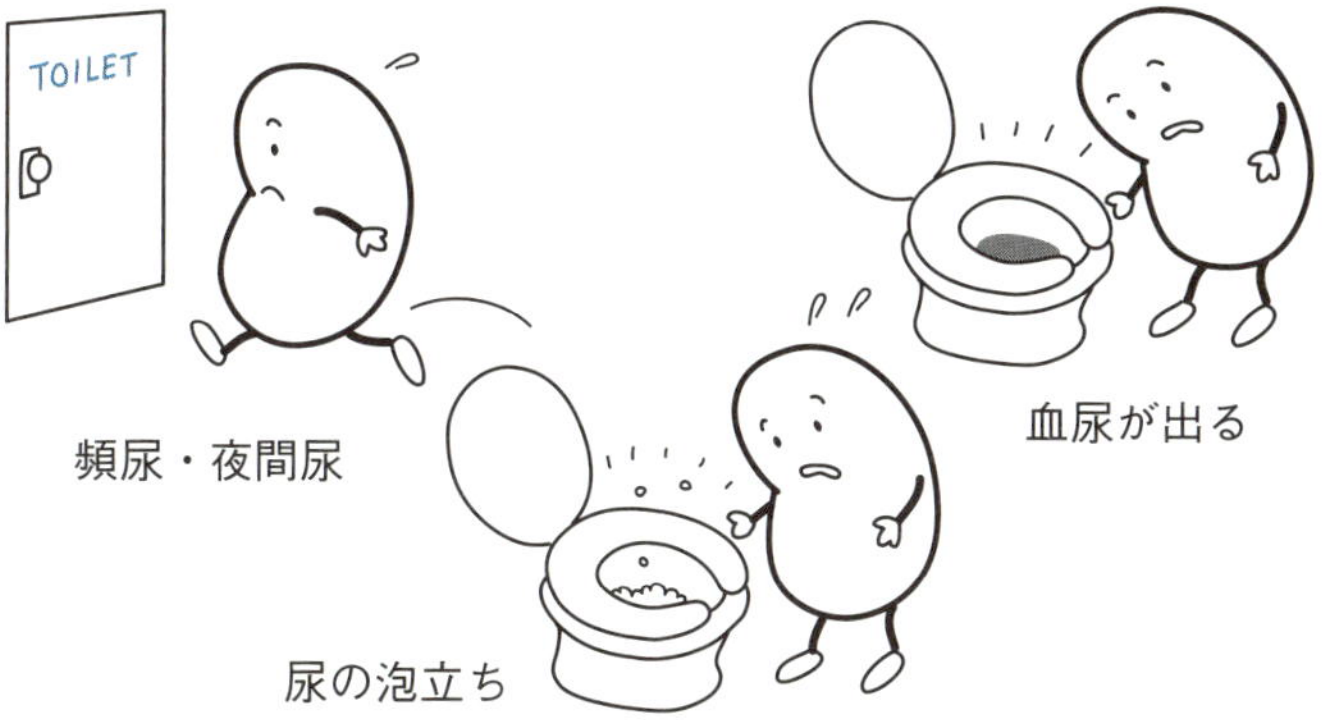

尿の症状

①血尿

自覚症状として見られる血尿は肉眼的血尿です。このような場合には、次のことが考えられます。

急性糸球体腎炎

扁桃炎などの上気道炎の症状が出た後、2週間くらいで肉眼的血尿が見られます。その他の自覚症状としては、顔や足にむくみが現れたり、血圧が高くなったりします。急性糸球体腎炎は、一般的には治癒する腎炎です。急性糸球体腎炎が発病後1年以上治癒しない場合は、慢性糸球体腎炎と診断されます。

慢性糸球体腎炎の急性増悪

IgA腎症《アイジーエーじんしょう》（75ページ参照）では、風邪の症状が出た1〜2日後に肉眼的血尿が見られます。

尿路結石

腰背部の痛み、あるいは下腹部の痛みとともに、血尿が見られます。

膀胱腫瘍など尿路系の悪性腫瘍

痛みがなく、血尿が続きます。

②尿の泡立ち

尿が泡立つことは健康な人でもあることですが、通常はしばらくすると消えてしまいます。ところが、これがなかなか消えない場合、尿中にたんぱく質が含まれていることが考えられ、腎臓の病気が疑われます。一時的なものであれば、それほど心配する必要はありません。

③頻尿・夜間尿

何度もトイレに行きたくなる頻尿《ひんにょう》という症状は、膀胱炎にかかったときなどにもよく見られます。夜間尿は腎臓病にもよくある症状です。これは腎臓の尿を濃くする力（尿濃縮力）が低下している場合に見られます。

頻尿は病状としては最も気づきやすいものですが、腎臓病とは限らず、前立腺肥大症や、間質性膀胱炎など他の病気の可能性があります。長く続くようであれば、一度、腎臓内科か泌尿器科で検査を受けるようにしてください。

尿以外の症状

①むくみ

朝起きたら顔がむくんでいた、というのは前日に水分をとり過ぎたときなどによくあることです。しかし、むくみがなかなか解消しない場合は、さまざまな内臓の病気が考えられます。腎臓の働きが低下した場合も、水分の調節がうまくいかないため、むくみが見られます。

たとえば、ネフローゼ症候群（高度なたんぱく尿が見られる腎臓病）では、全身にむくみが現れます。これは、1日3・5g以上の多量のたんぱく質が尿に出るため、血液中のたんぱく質が減少すること（血清アルブミン値が3・0g／dℓ以下）で起こる症状です。

②高血圧

高血圧と腎臓はとても密接な関係にあり、高血圧が続くと腎臓の働きが低下します。また、腎臓の働きが悪くなると高血圧が見られるようになります。高血圧のために過剰な濾過がかかり、糸球体が壊れていくた

●尿以外のおもな症状

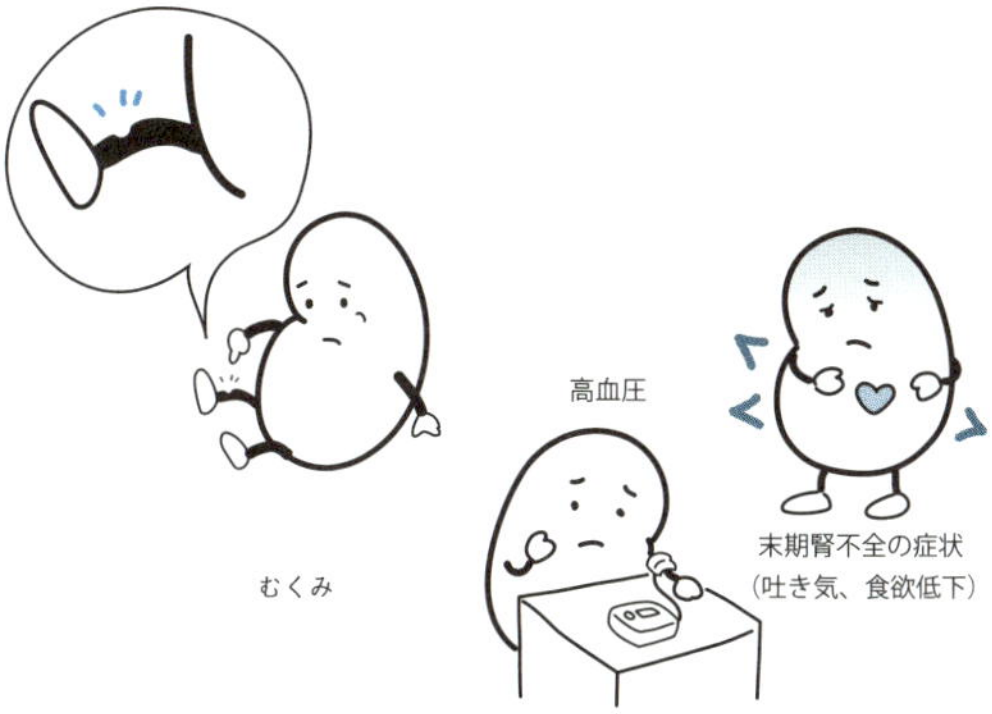

腎臓の働き（推算糸球体濾過量=eGFR）の早見表（男性の場合）
クレアチニン値、年齢、性別からわかります

『CKD診療ガイド2012』（日本腎臓学会編）より

クレアチニンの値	年齢（歳）20	25	30	35	40	45	50	55	60	65	70	75	80	85
0.60	143.6	134.7	127.8	122.3	117.7	113.8	110.4	107.4	104.8	102.4	100.2	98.3	96.5	94.8
0.70	121.3	113.8	108.0	103.3	99.4	96.1	93.3	90.7	88.5	86.5	84.7	83.0	81.5	80.1
0.80	104.8	98.3	93.3	89.3	85.9	83.1	80.6	78.4	76.5	74.7	73.2	71.7	70.4	69.2
0.90	92.1	86.4	82.0	78.5	75.5	73.0	70.8	68.9	67.2	65.7	64.3	63.1	61.9	60.8
1.00	82.1	77.0	73.1	69.9	67.3	65.1	63.1	61.4	59.9	58.5	57.3	56.2	55.2	54.2
1.10	74.0	69.4	65.9	63.0	60.6	58.6	56.9	55.3	54.0	52.7	51.6	50.6	49.7	48.8
1.20	67.3	63.1	59.9	57.3	55.1	53.3	51.7	50.3	49.1	48.0	46.9	46.0	45.2	44.4
1.30	61.6	57.8	54.9	52.5	50.5	48.8	47.4	46.1	45.0	43.9	43.0	42.2	41.4	40.7
1.40	56.8	53.3	50.6	48.4	46.6	45.0	43.7	42.5	41.5	40.5	39.7	38.9	38.2	37.5
1.50	52.7	49.4	46.9	44.9	43.2	41.8	40.5	39.4	38.4	37.6	36.8	36.1	35.4	34.8
1.60	49.1	46.1	43.7	41.8	40.2	38.9	37.7	36.7	35.8	35.0	34.3	33.6	33.0	32.4
1.70	46.0	43.1	40.9	39.1	37.7	36.4	35.3	34.4	33.5	32.8	32.1	31.4	30.9	30.3
1.80	43.2	40.5	38.4	36.8	35.4	34.2	33.2	32.3	31.5	30.8	30.1	29.5	29.0	28.5
1.90	40.7	38.2	36.2	34.6	33.3	32.2	31.3	30.4	29.7	29.0	28.4	27.8	27.3	26.9
2.00	38.5	36.1	34.2	32.8	31.5	30.5	29.6	28.8	28.1	27.4	26.8	26.3	25.8	25.4
2.10	36.5	34.2	32.5	31.1	29.9	28.9	28.0	27.3	26.6	26.0	25.5	25.0	24.5	24.1
2.20	34.7	32.5	30.9	29.5	28.4	27.5	26.6	25.9	25.3	24.7	24.2	23.7	23.3	22.9
2.30	33.0	31.0	29.4	28.1	27.1	26.2	25.4	24.7	24.1	23.5	23.0	22.6	22.2	21.8
2.40	31.5	29.6	28.0	26.8	25.8	25.0	24.2	23.6	23.0	22.5	22.0	21.6	21.2	20.8
2.50	30.1	28.3	26.8	25.7	24.7	23.9	23.2	22.5	22.0	21.5	21.0	20.6	20.2	19.9
2.60	28.9	27.1	26.8	24.6	23.7	22.9	22.2	21.6	21.1	20.6	20.2	19.8	19.4	19.1
2.70	27.7	26.0	24.7	23.6	22.7	21.9	21.3	20.7	20.2	19.8	19.3	19.0	18.6	18.3
2.80	26.6	25.0	23.7	22.7	21.8	21.1	20.5	19.9	19.4	19.0	18.6	18.2	17.9	17.6
2.90	25.6	24.0	22.8	21.8	21.0	20.3	19.7	19.2	18.7	18.3	17.9	17.5	17.2	16.9
3.00	24.7	23.2	22.0	21.0	20.2	19.6	19.0	18.5	18.0	17.6	17.2	16.9	16.6	16.3
3.10	23.8	22.3	21.2	20.3	19.5	18.9	18.3	17.8	17.4	17.0	16.6	16.3	16.0	15.7
3.20	23.0	21.6	20.5	19.6	18.9	18.2	17.7	17.2	16.8	16.4	16.1	15.7	15.5	15.2
3.30	22.2	20.9	19.8	18.9	18.2	17.6	17.1	16.6	16.2	15.9	15.5	15.2	14.9	14.7
3.40	21.5	20.2	19.2	18.3	17.6	17.1	16.5	16.1	15.7	15.3	15.0	14.7	14.5	14.2
3.50	20.9	19.6	18.6	17.8	17.1	16.5	16.0	15.6	15.2	14.9	14.6	14.3	14.0	13.8
3.60	20.2	19.0	18.0	17.2	16.6	16.0	15.5	15.1	14.8	14.4	14.1	13.8	13.6	13.3
3.70	19.6	18.4	17.5	16.7	16.1	15.5	15.1	14.7	14.3	14.0	13.7	13.4	13.2	13.0
3.80	19.1	17.9	17.0	16.2	15.6	15.1	14.7	14.3	13.9	13.6	13.3	13.0	12.8	12.6
3.90	18.5	17.4	16.5	15.8	15.2	14.7	14.2	13.9	13.5	13.2	12.9	12.7	12.4	12.2
4.00	18.0	16.9	16.0	15.3	14.8	14.3	13.9	13.5	13.1	12.8	12.6	12.3	12.1	11.9

ステージG3a（1.00〜1.20）
ステージG3b（1.30〜1.70）
ステージG4（1.80〜3.20）
ステージG5（3.30〜4.00）

単位：mℓ/分/1.73㎡

ステージ分類

推算糸球体濾過量（eGFR）による

- G1（eGFR 90以上）＋G2（eGFR 60〜89）
- G3a(eGFR 45〜59)
- G3b(eGFR 30〜44)
- G4（eGFR 15〜29)
- G5（eGFR 15未満)

腎臓の働き（推算糸球体濾過量=eGFR）の早見表（女性の場合）
クレアチニン値、年齢、性別からわかります

クレアチニンの値	年齢（歳） 20	25	30	35	40	45	50	55	60	65	70	75	80	85	
0.60	106.1	99.5	94.5	90.4	87.0	84.1	81.6	79.4	77.4	75.7	74.1	72.6	71.3	70.0	
0.70	89.6	84.1	79.8	76.3	73.5	71.0	68.9	67.1	65.4	63.9	62.6	61.3	60.2	59.2	ステージG3a
0.80	77.5	72.7	68.9	66.01	63.5	61.4	59.5	57.9	56.5	55.2	54.1	53.0	52.0	51.1	
0.90	68.1	63.9	60.6	58.0	55.8	54.0	52.3	50.9	49.7	48.6	47.5	46.6	45.7	45.0	
1.00	60.7	56.9	54.0	51.7	49.7	48.1	46.6	45.4	44.3	43.3	42.4	41.5	40.8	40.1	ステージG3b
1.10	54.7	51.3	48.7	46.6	44.8	43.3	42.0	40.9	39.9	39.0	38.2	37.4	36.7	36.1	
1.20	49.7	46.6	44.2	42.3	40.7	39.4	38.2	37.2	36.3	35.4	34.7	34.0	33.4	32.8	
1.30	45.5	42.7	40.5	38.8	37.3	36.1	35.0	34.1	33.2	32.5	31.8	31.2	30.6	30.1	
1.40	42.0	39.4	37.4	35.8	34.4	33.3	32.3	31.4	30.6	29.9	29.3	28.7	28.2	27.7	ステージG4
1.50	38.9	36.5	34.7	33.2	31.9	33.3	29.9	29.1	28.4	27.8	27.2	26.6	26.2	25.7	
1.60	36.3	34.0	32.3	30.9	29.7	28.8	27.9	27.1	26.5	25.9	25.3	24.8	24.4	24.0	
1.70	34.0	31.9	30.2	28.9	27.8	26.9	26.1	25.4	24.8	24.2	23.7	23.2	22.8	22.4	
1.80	31.9	29.9	28.4	27.2	26.1	25.3	24.5	23.9	23.3	22.7	22.3	21.8	21.4	21.1	
1.90	30.1	28.2	26.8	25.6	24.6	23.8	23.1	22.5	21.9	21.4	21.0	20.6	20.2	19.8	
2.00	28.4	26.7	25.3	24.2	23.3	22.5	21.9	21.3	20.7	20.3	19.8	19.5	19.1	18.8	
2.10	26.9	25.3	24.0	23.0	22.1	21.4	20.7	20.2	19.7	19.2	18.8	18.4	18.1	17.8	
2.20	25.6	24.0	22.8	21.8	21.0	20.3	19.7	19.2	18.7	18.3	17.9	17.5	17.2	16.9	
2.30	24.4	22.9	21.7	20.8	20.0	19.3	18.8	18.2	17.8	17.4	17.0	16.7	16.4	16.1	
2.40	23.3	21.8	20.7	19.8	19.1	18.5	17.9	17.4	17.0	16.6	16.3	15.9	15.6	15.4	
2.50	22.3	20.9	19.8	19.0	18.3	17.6	17.1	16.7	16.2	15.9	15.5	15.2	15.0	14.7	ステージG5
2.60	21.3	20.0	19.0	18.2	17.5	16.9	16.4	16.0	15.6	15.2	14.9	14.6	14.3	14.1	
2.70	20.5	19.2	18.2	17.4	16.8	16.2	15.7	15.3	14.9	14.6	14.3	14.0	13.8	13.5	
2.80	19.7	18.5	17.5	16.8	16.1	15.6	15.1	14.7	14.4	14.0	13.7	13.5	13.2	13.0	
2.90	18.9	17.8	16.9	16.1	15.5	15.0	14.6	14.2	13.8	13.5	13.2	13.0	12.7	12.5	
3.00	18.2	17.1	16.2	15.5	15.0	14.5	14.0	13.6	13.3	13.0	12.7	12.5	12.3	12.0	
3.10	17.6	16.5	15.7	15.0	14.4	13.9	13.5	13.2	12.8	12.5	12.3	12.0	11.8	11.6	
3.20	17.0	15.9	15.1	14.5	13.9	13.5	13.1	12.7	12.4	12.1	11.9	11.6	11.4	11.2	
3.30	16.4	15.4	14.6	14.0	13.5	13.0	12.6	12.3	12.0	11.7	11.5	11.2	11.0	10.9	
3.40	15.9	14.9	14.2	13.5	13.0	12.6	12.2	11.9	11.6	11.3	11.1	10.9	10.7	10.5	
3.50	15.4	14.5	13.7	13.1	12.6	12.2	11.8	11.5	11.2	11.0	10.8	10.5	10.4	10.2	
3.60	14.9	14.0	13.3	12.7	12.2	11.8	11.5	11.2	10.9	10.7	10.4	10.2	10.0	9.9	
3.70	14.5	13.6	12.9	12.4	11.9	11.5	11.1	10.8	10.6	10.3	10.1	9.9	9.7	9.6	
3.80	14.1	13.2	12.5	12.0	11.5	11.2	10.8	10.5	10.3	10.0	9.8	9.6	9.5	9.3	
3.90	13.7	12.8	12.2	11.7	11.2	10.8	10.5	10.2	10.0	9.8	9.6	9.4	9.2	9.0	
4.00	13.3	12.5	11.9	11.3	10.9	10.6	10.2	10.0	9.7	9.5	9.3	9.1	8.9	8.8	

単位：mℓ/分/1.73㎡

数値の見方

例えば、女性63歳の方でクレアチニン値が3.10の場合、eGFRは、12.5～12.8になり、ステージG５に相当します。

め、さらに腎臓の働きが悪くなります。高血圧は腎臓以外にも、動脈硬化（心臓や脳、下肢の血管の病気）の原因になります。高血圧症の患者さんの約3割が、腎臓に病気を抱えていると報告されています。

一方、腎炎などで糸球体の毛細血管が壊れて濾過機能が低下すると、糸球体の近くにある傍糸球体装置といわれる部分からレニンという昇圧ホルモン（第1章参照）が分泌され、高血圧の原因になります。このように腎臓病と高血圧は悪循環を作り出すのです。

末期腎不全で見られる症状

ステージG4～G5に進行して末期腎不全になると、貧血、動悸や息切れ、さらに、むくみが強くなります。尿毒症の症状として吐き気、食欲低下などの消化器症状も現れるようになります。

重症度分類とは

慢性腎臓病に関して、病気の重症の程度（重症度分類）を表すようになりました（表3-4）。重症度分類は、慢性腎臓病の病気の種類と、たんぱく尿の程度および腎臓の働き（eGFR）を組み合わせて作られました。慢性腎臓病のヒートマップと表示されています（慢性腎臓病の重症度分類）。たんぱく尿の多いほど、また糸球体濾過量（GFR）で区分したステージが進んでいるほど、末期腎不全に進行する危険性が高く、また心血管疾患による死亡の危険性が高くなることを表しています。薄いブルーのステージを基準に、ブルー、ダークブルー、濃いダークブルーの順にリスクが高くなります。

表3-4　慢性腎臓病の重症度分類

<table>
<tr><th colspan="2">原疾患</th><th colspan="2">たんぱく尿区分</th><th>A1</th><th>A2</th><th>A3</th></tr>
<tr><td colspan="2" rowspan="2">糖尿病</td><td colspan="2" rowspan="2">尿アルブミン定量
(mg/日)
尿アルブミン/Cr比
(mg/gCr)</td><td>正常</td><td>微量
アルブミン</td><td>顕性
アルブミン</td></tr>
<tr><td>30未満</td><td>30～299</td><td>300以上</td></tr>
<tr><td colspan="2" rowspan="2">高血圧
腎炎
多発性嚢胞腎
移植腎
不明
その他</td><td colspan="2" rowspan="2">尿たんぱく定量
(g/日)
尿たんぱく/Cr比
(g/gCr)</td><td>正常</td><td>軽度尿
たんぱく</td><td>高度尿
たんぱく</td></tr>
<tr><td>0.15未満</td><td>0.15
～0.49</td><td>0.50以上</td></tr>
<tr><td rowspan="6">GFR区分
(mL/分
/1.73㎡)</td><td>G1</td><td>正常または
高値</td><td>90以上</td><td></td><td></td><td></td></tr>
<tr><td>G2</td><td>正常または
軽度低下</td><td>60～89</td><td></td><td></td><td></td></tr>
<tr><td>G3a</td><td>軽度～
中等度低下</td><td>45～59</td><td></td><td></td><td></td></tr>
<tr><td>G3b</td><td>中等度～
高度低下</td><td>30～44</td><td></td><td></td><td></td></tr>
<tr><td>G4</td><td>高度低下</td><td>15～29</td><td></td><td></td><td></td></tr>
<tr><td>G5</td><td>末期腎不全
(ESKD)</td><td>15未満</td><td></td><td></td><td></td></tr>
</table>

重症度は原疾患・GFR区分・タンパク尿区分を合わせたステージにより評価します。CKDの重症度は、末期腎不全への進行、心血管死亡のリスクを示し、薄いブルーの色のステージを基準に、■、■、■の順にステージが上昇するほどリスクは上昇します。

（「CKD診療ガイド2012」p3 表2　引用・改変）

専門医をいつ受診すればいい？

腎臓の専門の先生を紹介してもらい、受診する時期は、次のような場合です。

①たんぱく尿が2+以上、または尿たんぱくと尿クレアチニンの比（尿たんぱく／Cr比）が0・50以上になっているとき

②腎臓の働き（eGFR）は加齢に伴って低くなります。上の表に示すように、年齢によって受診のタイミングは異なります。

・40歳未満：eGFRが60未満

・40～69歳未満：eGFRが50未満

・70歳以上：eGFRが40未満（尿所見が正常で安定している70歳以上の人は、eGFRが40未満で紹介）

③3カ月以内に、eGFRが30％以上低下し悪化が見られる

④表の*1は、血尿とたんぱく尿が同時に陽性の時には専門医を紹介され、受診します。

専門医を受診する時期

原疾患	蛋白尿区分				A1	A2	A3
糖尿病	尿アルブミン定量（mg/日） 尿アルブミン/Cr比（mg/gCr）				正常	微量アルブミン尿	顕性アルブミン尿
					30未満	30～299	300以上
高血圧・腎炎 多発性嚢胞腎 移植腎・不明 その他	尿蛋白定量（g/日） 尿蛋白/Cr比（g/gCr）				正常	軽度たんぱく尿	高度たんぱく尿
					0.15未満	0.15～0.49	0.50以上
GFR区分（mL/分/1.73 m2）	G1	正常または高値	90以上			*1	受診
	G2	正常または軽度低下	60～89			*1	受診
	G3a	軽度～中等度低下	45～59	50～59	40歳未満は受診		受診
				40～49	40～69歳も受診		
	G3b	中等度～高度低下	30～44	30～39	70歳未満も受診		受診
	G4	高度低下	15～29		受診	受診	受診
	G5	末期腎不全（ESKD）	15未満		受診	受診	受診

（「CKD診療ガイド2012」p41 表17　引用・改変）

第4章

原因となる生活習慣と病気

慢性腎臓病と生活習慣病

この章では、慢性腎臓病の背景にある因子、とくに、「生活習慣病とのかかわり」と「腎臓の病気」について解説します。

慢性腎臓病の背景にある因子や、悪化させる因子には、高血圧、脂質代謝異常、高血糖、肥満、高尿酸血症などがあげられます。これらは、生活習慣病やメタボリック症候群を構成しています。メタボリック症候群やその予備群の方は、早期発見・早期治療によって慢性腎臓病の発症を予防しましょう。

本章では、生活習慣病とそれぞれの腎臓病について説明していきます。

生活習慣病

内臓脂肪型肥満

肥満は、内臓につくタイプの内臓脂肪型肥満と、皮下につくタイプの皮下脂肪型肥満に分けられます。内臓脂肪が多くなるにつれて、高血圧、糖尿病、脂質代謝異常などが増加します。これらの因子が腎臓の働きを低下させます。

高血圧

高血圧は、腎臓の働きを低下させる大きな因子であるとともに、高血圧が長く続くと、動脈硬化による腎臓病である「腎硬化症」が発病します。高血圧症の患者さんのおよそ3割に腎障害が隠れています。

高血圧によって腎臓の血管が傷みやすくなり、糸球体が壊れて濾過機能が低下します。残っている糸球体は、壊れた糸球体の分も働かなければなりません。ところが、塩分を排泄するために、血圧が上昇して、残った糸球体に過剰な濾過圧がかかります。このとき、腎臓から血圧を上昇させるレニン・アンジオテンシン系のホルモンが分泌されて、さらに糸球体に負荷がかかることになるのです（25～26ページ参照）。

このようにして腎臓の働きが低下し、悪循環となって糸球体が壊れていきます。この悪循環を断ち切るために、レニン・アンジオテンシン系のホルモンを抑えること、血圧を管理することが治療として行われます。

近年では、レニン・アンジオテンシン系のホルモンを抑制して糸球体の過剰な濾過圧を抑え、腎臓の働きの低下が進行することを予防できる薬が広く使用されています。またこの薬には、全身の血圧を下げる作用もあります。

脂質代謝異常

体の中の脂質には、「中性脂肪」と、善玉の「HDLコレステロール」と悪玉の「LDLコレステロール」があります。これら脂質のバランスが崩れた脂質代謝異常の病気を「脂質異常症」といいます。とくに、中性脂肪と悪玉コレステロールの高いこと、そして善玉コレステロールの低いことが動脈硬化を引き起こします。動脈硬化は、たんぱく尿の原因となり、また腎臓の働きの低下にかかわっています。

また、腎臓だけではなく、脳梗塞や狭心症、心筋梗塞などの心血管疾患を起こす大きな原因でもあります。脂質異常症の治療は、腎臓の働きの低下を予防するだけでなく、心血管疾患の予防にもつながります。

高血糖

高血糖（血液中にブドウ糖が多すぎる状態）を放置しておくと、糖尿病が発症し、およそ10年で糖尿病による腎臓病（糖尿病性腎症）が見られるようになります。

その他の因子

①高尿酸血症

血液中の尿酸が7・0㎎／dℓを超えて高くなると、高尿酸血症と診断されます。高尿酸血症をそのまま放置していると、「痛風（84ページ参照）」を発症することがあります。痛風で見られる腎臓病を「痛風腎《つうふうじん》（84ページ参照）」といい、腎臓に尿酸の結晶が蓄積して、尿細管や間質《かんしつ》（尿細管のすき間などを埋めている組織）が傷害され、慢性間質性腎炎《まんせいかんしつせいじんえん》となります。

肥満や高血圧などの動脈硬化との関連も見られ、高尿酸血症が続くと、腎臓の血管（細動脈）が硬化して、腎硬化症となります。

さらに高尿酸血症の人では、尿路結石が合併しやすくなります。とくに、尿酸排泄促進薬（尿中に尿酸の排泄を促して、血中の尿酸値を低くする薬）を飲んでいる人は注意が必要です。高尿酸血症は、慢性腎臓病の危険因子であり、また悪化因子です。

②喫煙（タバコ）

タバコはがんを発生させる危険因子であるとともに、心筋梗塞や慢性腎臓病との関連があきらかになっています。タバコを吸う人は吸わない人に比べると2・3倍も末期腎不全になりやすいと報告されています。慢性腎臓病の予防や、進行を抑えるために、タバコをやめることは大切です。

③睡眠障害

睡眠障害（睡眠時無呼吸症候群）は、高血圧や慢性腎臓病と関連することがわかっています。

腎臓の病気

慢性腎臓病の原因となる病気には、どのようなものがあるかを説明しましょう。

腎臓の病気は、図4-1のように「原発性腎臓病」「続発性腎臓病」「遺伝性・先天性腎臓病」、「尿路感染症」「泌尿器科的な病気」と、大きくは5種類に分けられます。ここでは、原発性腎臓病とは腎臓そのものの病気を、また続発性腎臓病とは糖尿病や高血圧など腎臓以外の原因で起こる腎臓病をさしています。

慢性腎臓病では、腎臓の働きを維持すること、改善をめざすとともに、それぞれの病気の原因に応じた治療が大切になります。慢性に経過して腎臓の機能が低下すると、なかなか完全に治すことがむずかしく、多くの場合やがて尿毒症から透析療法、あるいは腎移植をしなければならない状態になってしまいます。

末期腎不全から透析療法となる代表的な腎臓病は、日本透析医学会による2014年末の

図4-1　慢性腎臓病のもととなる病気の種類

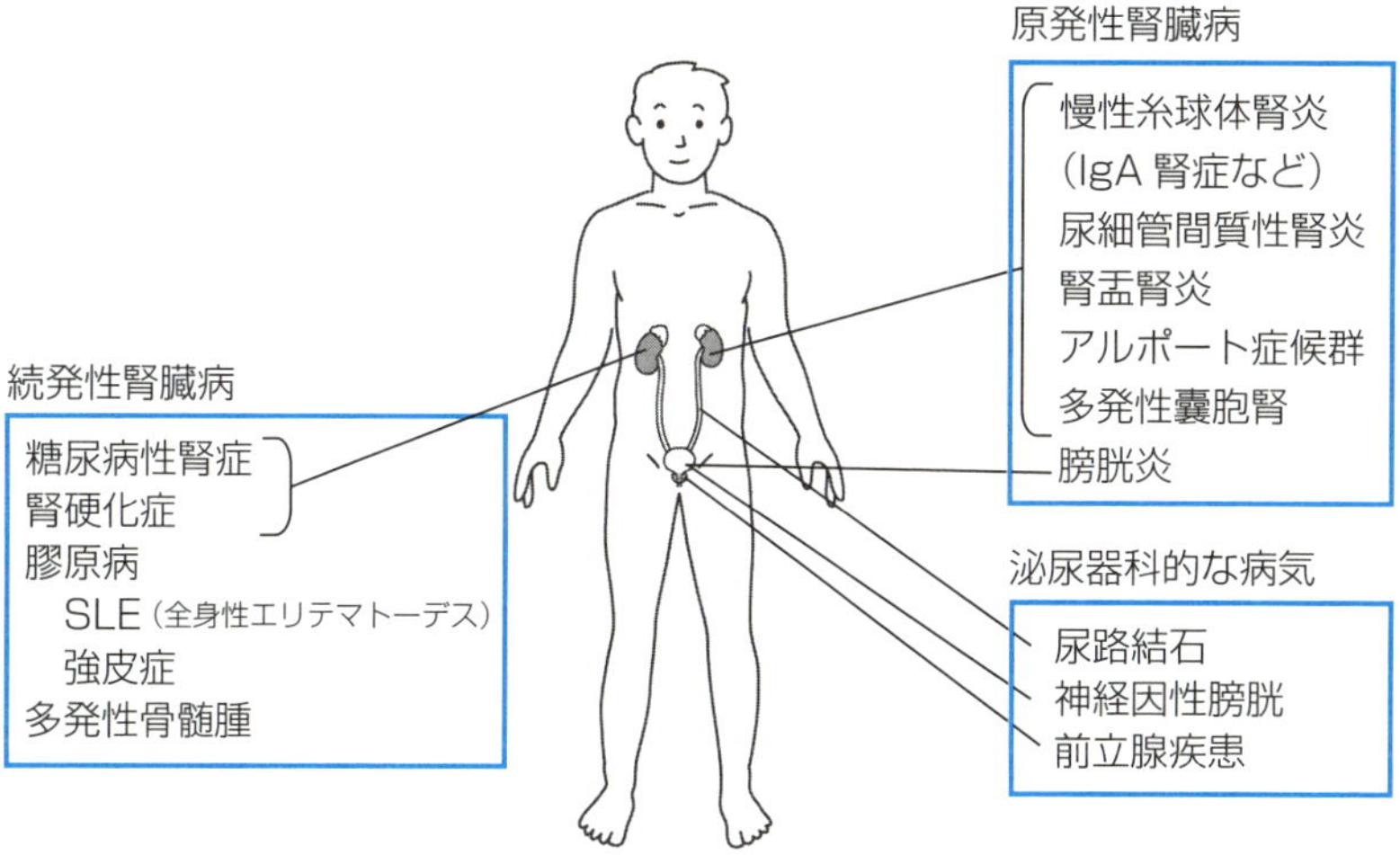

表4-1　透析療法に入るおもな腎臓の病気

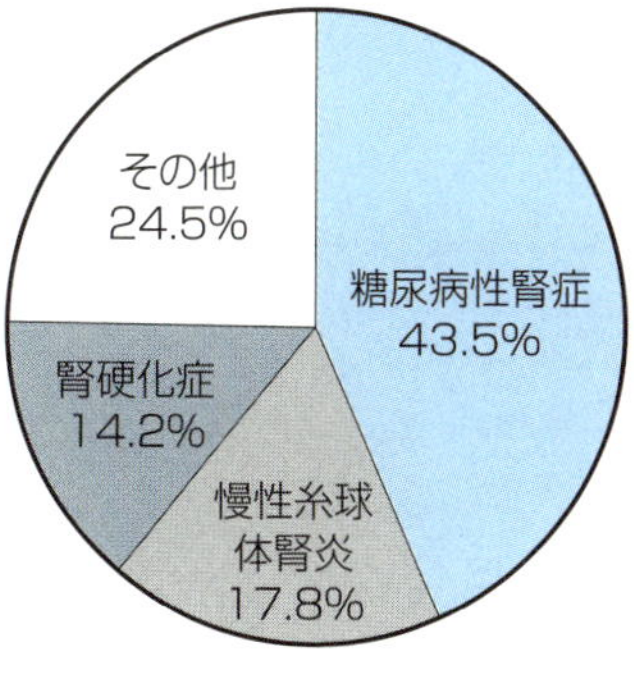

透析療法に入る患者さんの人数と割合		
1	糖尿病性腎症	15,809人 (43.5%)
2	慢性糸球体腎炎	6,466人 (17.8%)
3	腎硬化症	5,151人 (14.2%)
4	多発性嚢胞腎	999人 (2.7%)
5	急速進行性糸球体腎炎	519人 (1.4%)
6	悪性高血圧	315人 (0.9%)
7	慢性腎盂腎炎	271人 (0.7%)
8	SLE腎炎	268人 (0.7%)
9	移植後再導入	204人 (0.6%)
10	その他および不明	5,463人 (15.0%)

「図説　わが国の慢性透析療法の現況　2014年12月31日現在」（日本透析医学会）より作成改変

全国調査の結果では、1位が糖尿病性腎症（43・5％　1万5809人）、2位が慢性糸球体腎炎（17・8％　6466人）、3位が腎硬化症（14・2％　5151人）です（表4-1）。表内の「その他および不明」とは、病院を受診したときに、すでに腎臓の働きの低下が高度となり、腎臓の病気が何によるかはっきりしない場合です。その他の病気は、多発性嚢胞腎、膠原病による腎臓病で、代表的な病気はループス腎炎です。近年では、関節リウマチによる腎機能障害も見られています。

高齢者では、急速進行性腎炎が増加傾向を示し、またアミロイドーシス、骨髄腫腎も高齢者で見られる腎臓病です。ここで、透析療法にいたる代表的な病気について説明しましょう。

糖尿病による腎臓病（糖尿病性腎症）

どんな病気？

糖尿病では、膵臓から出るインスリンというホルモンの分泌や働きが悪くなることで、血糖が高くなります。高血糖が持続すると、糖尿病性腎症、糖尿病性網膜症、糖尿病性神経障害など、全身におよぶ合併症を起こします。これらは糖尿病の3大合併症（図4-2）です。さらに、高血圧の合併や脂質異常症から動脈硬化を起こし、心筋梗塞や脳卒中、さらに下肢の閉塞を合併する可能性が高くなります。

糖尿病は、大きく2つのタイプに分類されます。1つは、インスリンが合成・分泌されな

図4-2　糖尿病の合併症

血糖管理により、合併症の発症は抑制できます。

●糖尿病の3大合併症

網膜症

高血糖により目の網膜にある血管から出血を起こして失明にいたることがあります。

腎症

糖尿病の高血糖の状態が長年続いていると、腎臓の糸球体が傷害され、微量アルブミン尿やたんぱく尿が出て、ネフローゼ症候群を生じたりします。むくみが認められます。最終的には末期腎不全になります。

神経障害

血中の糖が高いために手や足の神経が傷害されます。下肢のしびれ感や痛みが見られます。

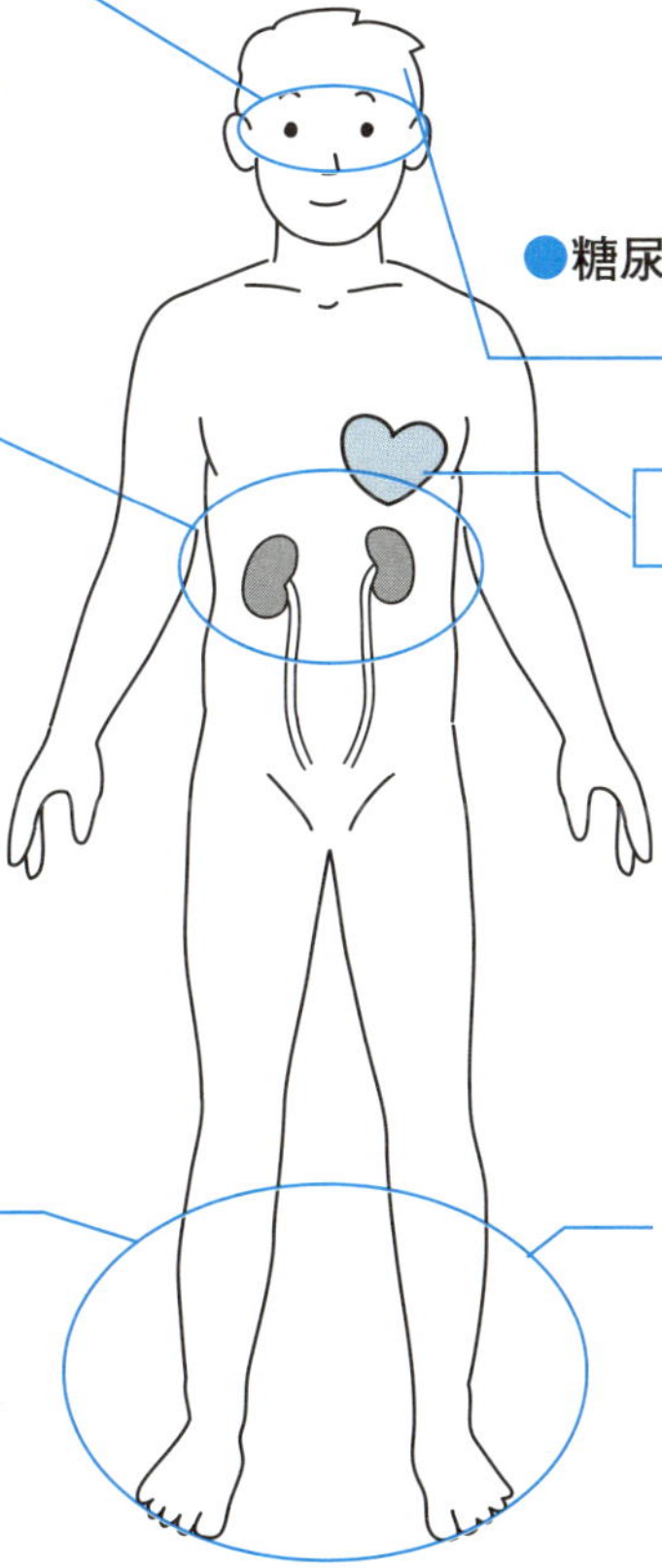

●糖尿病のその他の合併症

- 脳卒中
- 心筋梗塞
- 狭心症
- 脂質異常症
- 動脈硬化
- 高血圧
- 高尿酸血症
- 閉塞性動脈硬化症（下肢の動脈硬化）

い「1型糖尿病」、もう1つは食事や運動などの生活習慣が原因でインスリンの働きが衰える「2型糖尿病」です。メタボリック症候群で問題となっているのは2型糖尿病で、日本人の糖尿病全体の95％以上を占めています。

糖尿病性腎症は、糖尿病にかかってから10年以上経過した人に多く見られます。高血糖状態が長く続くと、糸球体を構成している毛細血管が障害されて、腎生検をすると糖尿病に特徴的な糸球体の病変（糖尿病性糸球体硬化症）が見られます。早期では微量アルブミン尿、進行するとたんぱく尿が見られ、さらには腎臓の働きが低下してきます。

腎臓の障害とほぼ同時に、網膜や神経の血管にも同様の変化をきたします。網膜症による視力障害、しびれ感などの神経障害が見られるようになります。糖尿病性腎症の患者さんは、脂質代謝異常を合併することも多く、動脈硬化をきたすことから、心臓、脳、腎臓の動脈硬化、さらには、閉塞性動脈硬化症といって下肢の動脈硬化を併せ持っています。

糖尿病性腎症は、慢性腎臓病のなかでも、発病から透析療法にいたるまでの期間が最も短いといわれています。心血管疾患の発症も、ほかの腎臓病に比べると約6倍も高く見られます。

検査と治療法

ほかの腎臓病と同様、初期の頃はほとんど自覚症状がありません。

早期糖尿病性腎症は、微量アルブミン尿の検査で発見されます。この時期は、血糖値の適

図4-3　糖尿病性腎症の経過と治療

	病期	治療、食事、生活のポイント
	第１期 （腎症前期） 尿に異常のない時期	・血糖管理（HbA1c）：7.0％未満 ・血圧管理：130/80 mmHg 未満 ・食塩制限：高血圧があれば、1日に6ｇ未満 ・運動療法
微量 アルブミン尿	第２期 （早期腎症期） 微量アルブミン尿が 見られます	・血糖管理（HbA1c）：7.0％未満 ・血圧管理：130/80 mmHg 未満 ・食塩制限：高血圧があれば、1日に6ｇ未満 ・たんぱく質の過剰摂取をひかえる ・運動療法
顕性 たんぱく尿 もしくは 高度 たんぱく尿	第３期 （顕性腎症） たんぱく尿が 見られます	・血糖管理（HbA1c）：7.0％未満 ・血圧管理：130/80mmHg 未満 ・食塩制限：1日に6ｇ未満 ・たんぱく質制限：1日体重1Kg当たり0.8～1.0ｇ ・むくみ、心不全があれば水分制限 ・過激な運動は不可
腎不全期	第４期 （腎不全期） 腎臓の働き（GFR）が 30未満です	・血糖管理（HbA1c）：7.0％未満 ・血圧管理：130/80mmHg 未満 ・食塩制限：1日に6ｇ未満 ・たんぱく質制限：1日に体重1Kg当たり0.6～0.8ｇ ・むくみ・心不全があれば水分制限 ・体力を維持する運動
透析 療法期	第５期 （透析療法期） 透析療法中	・血糖管理：HbA1c、GA（グリコアルブミン）値で評価 ・血圧管理：130/80mmHg 未満 ・食塩制限：血液透析は1日に6ｇ未満 腹膜透析は除水量と尿量で算出 ・たんぱく質制限：1日に体重1Kg当たり0.9～1.2ｇ ・水分制限　・軽い運動

※HbA1c値は、国際標準化に準ずる値です（HbA1cはエッチビーエーワンシーと詠みます）。

※第1期・2期は運動療法が必要です。第3期以降も、血圧管理および血糖管理は必要です。どの病期でも、心血管疾患の抑制が必要です。

※第5期では　血糖管理の指標としてHbA1cに加えてGA（グリコアルブミン）がもちいられます。

正管理を含めた多角的強化療法（経口糖尿病薬やインスリン注射、脂質代謝改善薬、降圧剤や、食事療法などの多くの治療法で、しかも血糖、血圧、脂質の管理を強化する）によって微量アルブミン尿は消え、腎臓の傷害を回復させることができます。糖尿病性腎症の一般的な経過と治療は、図4-3のようになります。

微量アルブミン尿が発見された段階で放置したり、糖尿病の血糖管理を怠ると、たんぱく尿が出るようになります。出たり出なかったりを繰り返す間欠的《かんけつてき》たんぱく尿の時期は、腎臓の働きもそれほど低下していませんが、持続してたんぱく尿が陽性（持続的たんぱく尿）になると、その後、腎臓の働きは低下していきます。高度にたんぱく尿が出ると「ネフローゼ症候群（76ページ参照）」となり、むくみも見られるようになります。たんぱく尿が多いほど、末期腎不全への進行が速くなります。

2型糖尿病では、たんぱく尿や微量アルブミン尿が検出されなくても、腎臓の働きが悪い人が見られます。このようなタイプは糖尿病性腎症か、動脈硬化による腎硬化症か特定できない場合が少なくありません。

糖尿病性腎症のステージ（病期）分類と、慢性腎臓病のステージ分類が一致しない部分がありましたが、それを解消するため、日本糖尿病学会と腎臓病学会とで新しいステージ分類が作られました（表4-4）。慢性腎臓病の重症度と糖尿病性腎症のステージ分類が、尿中の微量アルブミンとたんぱく尿の量と、腎臓の働き（ｅＧＦＲ）を相応させて、お互いの進行

表4-4　糖尿病性腎症病期分類 2014 と CKD の重症度分類との関係

		アルブミン尿区分	A1	A2	A3
	CKDの重症度	尿アルブミン定量 尿アルブミン/Cr比（mg/gCr） （尿たんぱく定量） （尿たんぱく/Cr比）（g/gCr）	正常 アルブミン 30未満	微量 アルブミン 30～299	顕性 アルブミン 300以上 （もしくは 高度尿たんぱく） （0.50以上）
GFR区分 （mL/分 /1.73㎡）	G1	90以上	第1期 （腎症前期）	第2期 （早期腎症期）	第3期 （顕性腎症期）
	G2	60～89			
	G3a	45～59			
	G3b	30～44			
	G4	15～29	第4期 （腎不全期）		
	G5	15未満			
透析療法中			第5期 （透析療法期）		

（糖尿病性腎症合同委員会　日腎会誌 2014;56(5) より　改変）

たんぱく尿やアルブミン尿が検出されなくても（A1、A2に相当でも）、腎臓の働き（GFR）が30未満では、末期腎不全や心血管死亡のリスクが高くなります。さらにたんぱく尿が多いほど、そのリスクはより高くなります。

度の程度をわかりやすくまとめています。

運動療法

第1期（腎症前期）や第2期（早期腎症期）のステージでは、原則として糖尿病の運動療法を行います。有酸素運動（酸素を取り入れながら行う運動。エアロビクスなど）やレジスタンス運動（筋肉トレーニング）が勧められます。どちらもHbA1c（エッチビーエーワンシー）を下げ、有酸素運動は体重を減らし、レジスタンス運動は脂肪を減少させる効果が認められています。

第3期（顕性腎症期）では、原則として運動は勧められますが、状態により運動の程度を調節します。第3期以降のステージの人が運動する場合は、必ず強度や量が少ない運動から始めるようにしてください。また、心血管系などの検査を受けて主治医と相談しながら行います。もしも、眼底出血などの合併症が認められる場合は、安静が必要となります。

第4期（腎不全期）では、体力を維持する程度の運動がよいでしょう。

第5期（eGFRが15未満）では、透析導入前と透析導入して全身状態が安定するまでは、積極的な運動は控え、透析治療で安定したのちには、筋力の低下を防ぐためにも積極的に運動療法を取り入れていくことが必要です。

慢性糸球体腎炎

どんな病気？

慢性糸球体腎炎とは、一つの病気を表すものではなく、糸球体に炎症を持つ腎臓病の総称です。原発性腎臓病のなかでは最も多い病気といわれています。

一般的には、たんぱく尿、血尿など、尿の異常が持続する場合に慢性糸球体腎炎と診断されます。急性糸球体腎炎で尿異常が発症後1年以上続く場合も、慢性糸球体腎炎と診断されます。

腎炎の種類により、尿たんぱくや血尿の程度には差が見られます。腎生検による精密精査をすると、いろいろな種類の糸球体腎炎のなかのどれであるかが診断されます。日本人に多いといわれているのがIgA腎症です。血液中のたんぱく質の一種である免疫グロブリンA（IgA）が腎臓の糸球体に沈着していることで診断されます。慢性糸球体腎炎と診断された患者さんの約半数がこのタイプです。

その他の腎炎としては、膜性腎症《まくせいじんしょう》、膜性増殖性《まくせいぞうしょくせい》糸《し》球体腎炎《きゅうたいじんえん》などがあります。

検査と治療法

初期には自覚症状がなく、血尿、たんぱく尿の陽性など、尿の異常が続く場合に診断されます。たんぱく尿や血尿、腎臓の働きの程度により薬物療法、食事療法が行われます。

ネフローゼ症候群って何？

ネフローゼ症候群は、尿中に多量のたんぱく尿（3・5g／日以上）が出て、血中のたんぱく質（おもにアルブミン）が減少し、コレステロールの値が高くなる状態のことです。尿中に出るたんぱく尿の量、血中の低たんぱく、脂質代謝異常などで診断されます。自覚症状では浮腫（むくみ）が見られます。

ネフローゼ症候群は、もとの腎臓病の種類にかかわらず見られます。

慢性糸球体腎炎、糖尿病性腎症、膠原病による腎臓病、とくにSLE（全身性エリテマトーデス）に合併するループス腎炎、腎アミロイドーシス（82ページ参照）などがあります。一般的には、腎硬化症ではこのような多量のたんぱく尿が認められることはありません。

慢性糸球体腎炎によるネフローゼ症候群では、腎生検により、腎炎のタイプなどを診断したうえで、治療には副腎皮質ステロイドが使用されますが、治療の反応性がよくないタイプもあります。糖尿病性腎症では副腎皮質ステロイドを使用すると糖尿病が悪化し、また効果もないため、副腎皮質ステロイドによる治療は原則として行いません。

治療薬では、アンジオテンシン変換酵素阻害薬（ＡＣＥ阻害薬）、アンジオテンシン受容体拮抗薬（ＡＲＢ）、抗血小板薬を主体に、副腎皮質ステロイド、免疫抑制薬などが病状に合わせて使われます。

最近の治療として、IgA腎症では、扁桃《へんとう》を摘出する手術をして、その後に副腎皮質ステロイドを大量に投与するステロイドパルス療法が行われます。これで、たんぱく尿や血尿が消えて、病気の進行が停止し、治る場合もあります。食事療法では、塩分やたんぱく質を制限します。なお、激しい運動は控えるようにしましょう。

腎硬化症

どんな病気？

腎硬化症とは、高血圧が長期間続き、全身の動脈硬化が起こり、腎臓の血管にも動脈硬化が見られる状態をいいます。腎硬化症には良性と悪性の２つがあります。

良性腎硬化症とは、もともと慢性的に高血圧の人で、とくに高齢者に多く見られます。たんぱく尿が少なく、自覚症状がほとんどないため、発見されないまま経過し、すでに腎臓の働きが低下している状態をいいます。

悪性腎硬化症は、30～40歳代と比較的若い年代に多く見られます。こちらは高度な高血圧（下の血圧が１２０㎜Hgを超える）が持続して、悪性高血圧症として発症し、急速に腎臓の

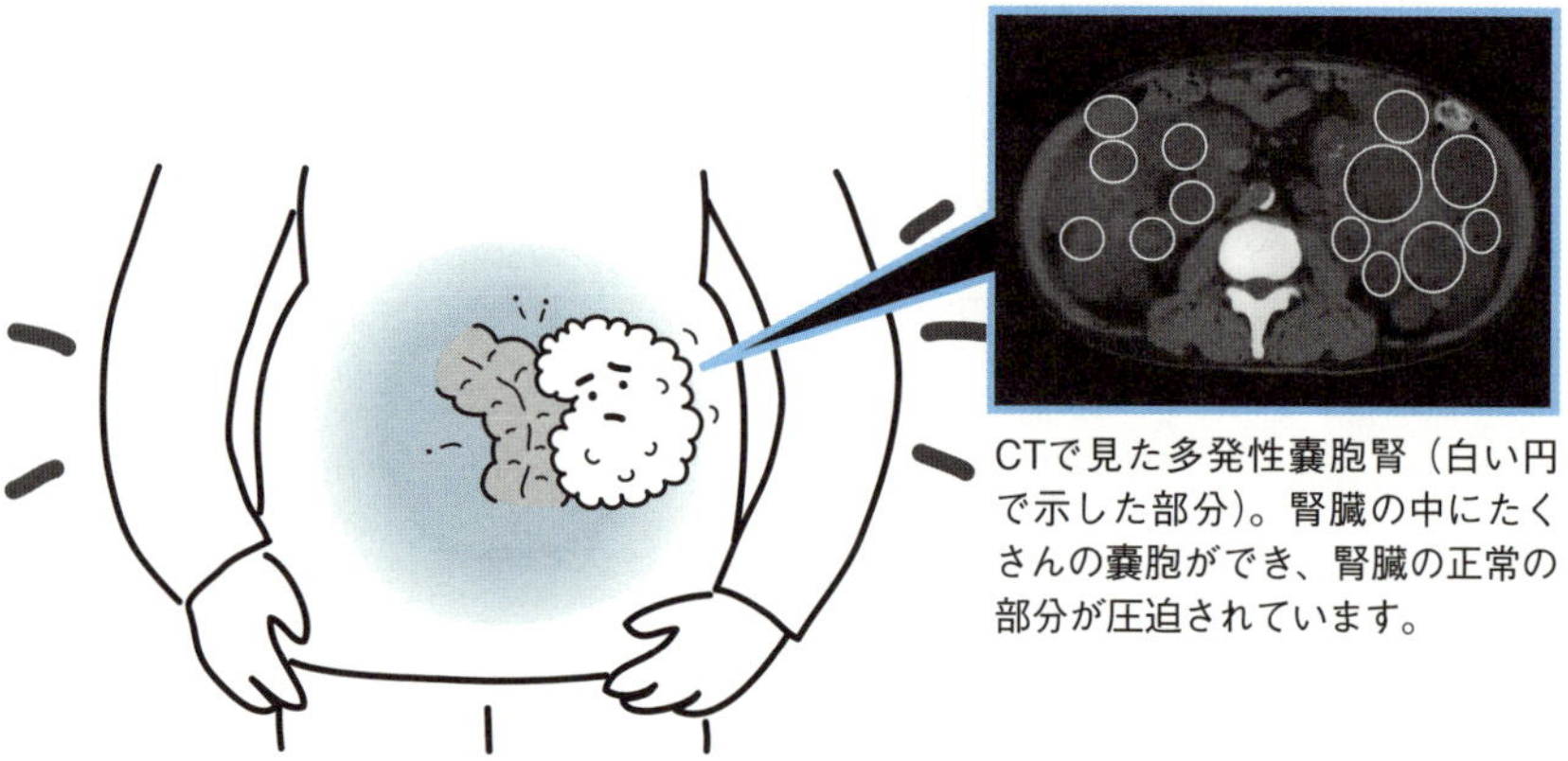

CTで見た多発性嚢胞腎（白い円で示した部分）。腎臓の中にたくさんの嚢胞ができ、腎臓の正常の部分が圧迫されています。

働きが低下するのが特徴です。進行していく過程で、視力障害、頭痛、心不全などが起こります。悪性高血圧症では、レニンの分泌が高まりますが、最近では、レニン・アンジオテンシン系抑制薬を使用することで、進行が抑制されるようになっています。

腎硬化症の悪化を防ぐには、血圧を適正な数値に保つことが重要です。腎臓の働きが正常に戻ることはありませんが、治療により、病気の進行を緩やかにすることができます。動脈硬化が進むと、腎臓以外に、心臓や脳血管にも動脈硬化をきたし合併症が見られるようになりますから、血圧の管理が重要です。

検査と治療法

腎硬化症は検尿では異常が現れにくいため、発見するには血液検査でクレアチニンの測定が必要になります。高齢者で、たんぱく尿も血尿もほとんど出ませんが、クレアチニン値だけが上がってきているという場合は多いのです。

良性腎硬化症の場合の治療は、食事療法として減塩（1日6g未満）が大切です。

多発性嚢胞腎

どんな病気？

多発性嚢胞腎《たはっせいのうほうじん》とは、左右の腎臓の中にたくさんの嚢胞ができ、腎臓が大きくなるにつれて徐々に腎臓の働きが低下していく遺伝性の病気です。嚢胞とは液体成分で満たされた球形の袋状物のことをいいます。腎臓以外に、肝臓や膵臓にも嚢胞ができます。嚢胞が大きくなり、また多数できて、正常の腎臓の部分を圧迫することから、腎臓の働きが低下します。

ときに血尿が出たり、嚢胞の中に出血して、腹痛が見られます。半数以上の患者さんに高血圧が見られることも特徴です。嚢胞が大きくなり、また多数できてくると、腎臓が大きくなり、腹部が大きくなって、おなかが張るなどの症状が見られます。

末期腎不全に進行するまでのスピードは、比較的ゆっくりです。

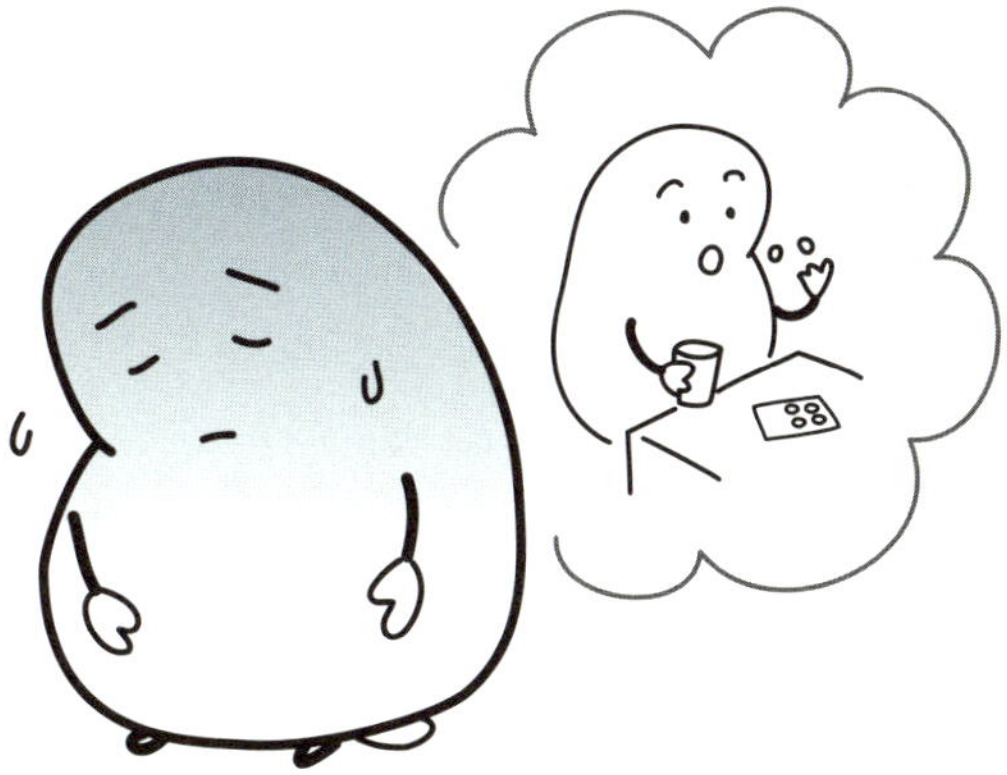

検査と治療法

多発性嚢胞腎は遺伝性の病気なので、家系にこの病気の人がいるかどうかが手がかりになります。両親のどちらか片方がこの病気の遺伝子を持っていれば、約50％の確率で子どもにも遺伝するといわれています。超音波（エコー）検査をして、多数の嚢胞があるかどうかを見ます。ただ、10代や20代では嚢胞が小さいため、見つからないこともあります。

多発性嚢胞腎の患者さんのなかには、脳動脈瘤《のうどうみゃくりゅう》が見られることも報告されています。脳動脈瘤がある場合は、くも膜下出血を起こす危険性があります。

高血圧に対する治療が主になります。嚢胞が感染した場合は、抗生物質で治療を行います。透析導入後では、腎臓の血管の血流を遮断して、腎臓を小さくする方法が行われます。この治療により、腹部の膨隆や腹満感が改善し、食事がとりやすくなります。

嚢胞腎の嚢胞が大きくなるのを抑制する薬（商品名：サムスカ。一般名：トルバプタン）が開発され、使用できるようになりました。嚢胞が大きくなるのを抑えて、腎不全への進行や透析導入を遅延させる効果が見られます。この薬は、嚢胞の大きさが一定以上に大きくなる時に使用します。この薬の使用に際しては、利尿作用のために脱水になりやすく注意が必要です。

薬による腎障害

薬による腎障害には急性と慢性の2つがあります。急性では、原因となるおもな薬には、解熱薬や鎮痛薬、抗菌薬などがあり、発熱、発疹などが見られ、急激に腎臓の働きが低下します。いったん症状が現れると急速に腎臓の働きが悪化し、そのまま末期腎不全になることもあります。

心血管疾患などでは、造影剤を使用して血管の狭窄の状態を診断し、血管を拡張する治療が必要になることがあります。腎臓の働きが低下している場合には造影剤を使用すると、急速に腎臓の働きが低下し、急性腎不全となり、ときに透析療法が必要となることがあります。

慢性では、輸入された漢方薬や健康食品、ビタミンD製剤などでゆっくりと腎臓の働きが低下します。

検査と治療法

急性・慢性ともに、尿に異常があまり見られません。とくに慢性では無症状のまま経過し、気づいたときには高度に腎臓の働きが低下していたという人もいます。

急性の場合は、原因になっている薬を中止し、副腎皮質ステロイドを用いて治療します。一時的に透析療法を行うこともあります。

慢性の場合は、原因となっている薬を中止して、腎臓の働きの低下を遅らせることを目的とした治療を行っていきます。

その他の腎臓病

顕微鏡的多発血管炎

顕微鏡的多発血管炎《けんびきょうてきたはっけっかんえん》は、肺や腎臓、神経など全身の血管（細小動静脈や毛細血管）に炎症を起こす病気です。中高年によく見られます。

症状は、発熱や関節の痛み、手足のしびれのほか、腎不全、間質性肺炎、肺出血、心不全、脳出血、脳梗塞なども見られます。

白血球のなかの好中球に対する抗体（ＡＮＣＡ《アンカ》）ができます。Ｐ《ピー》-ＡＮＣＡ《アンカ》、Ｃ《シー》-ＡＮＣＡ《アンカ》の２種類があり、検査で陽性になります。

検尿では、たんぱく尿や血尿が見られ、クレアチニンの値が数カ月で倍以上に高くなります。

副腎皮質ステロイドや免疫抑制薬での治療が必要です。早期発見・治療することで、末期腎不全への進行と重症化を抑制することができます。

腎アミロイドーシス

アミロイドという変性したたんぱく質の線維が、全身の臓器（心臓、腎臓、消化管、肝臓など）に沈着する病気です。正常ではつくられない物質です。アミロイドが腎臓に沈着する場合を腎アミロイドーシスといいます。多くはネフローゼ症候群になり、末期腎不全にいたります。高齢者で見られる病気です。

関節リウマチなど、もとの病気の活動性が高いために炎症によってアミロイドがつくられる場合（二次性アミロイドーシス）があります。多発性骨髄腫を合併している場合もありますが、原因不明のものもあります。

初期からたんぱく尿が多量に出るため、むくみなどの自覚症状で見つかりやすい病気ですが、診断をするには腎生検が必要です。二次性アミロイドーシスでは、もとの病気を治療すると、腎臓の働きや尿の異常が改善することがあります。

なお、腎アミロイドーシスから透析にいたった場合は、他の腎臓の病気から透析療法に入った場合と比べて病状が進行するため、長期の透析継続は困難となります。

骨髄腫腎

この病気も高齢者に多い病気です。骨髄腫腎は、多発性骨髄腫により作られる異常たんぱく質による腎臓病です。多発性骨髄腫とは、骨髄の中にある形質細胞が腫瘍化する病気で、血液のがんの一種です。多発性骨髄腫の患者さんは高カルシウム血症による腎臓の障害も見られます。高カルシウム血症とは血液中のカルシウムの濃度が異常に上昇した状態のことをいいます。多発性骨髄腫の場合は、がん細胞から出される物質によって、骨からカルシウムが溶け出して、血液中のカルシウムが高くなるのです。

痛風腎

高尿酸血症の状態が長く続くと、尿酸の結晶が足の親指のつけ根や膝の関節にたまって炎症が起こり、激しい痛みが見られます。これを痛風といいます。男性に多く、女性ではまれな病気です。

痛風腎では、尿酸の結晶が腎臓に沈着し、腎臓の働きに障害をきたします。また、高血圧や脂質異常症などを合併することが多く、動脈硬化をきたします。

痛風腎の進行を防ぐには、高尿酸血症の治療をすることが重要で、尿酸排泄促進薬や尿酸生成抑制薬で治療します。また、尿酸結晶による尿路結石の合併が多いので、重曹などの尿アルカリ化薬を併用し、水分を十分とることで尿量を増やし、尿路結石がつくられるのを予防します。

食事療法としては、飲酒、肉類の摂取をひかえるなどで血中の尿酸値を下げて、腎臓の障害が進まないようにします。

●痛風腎に見られる現象

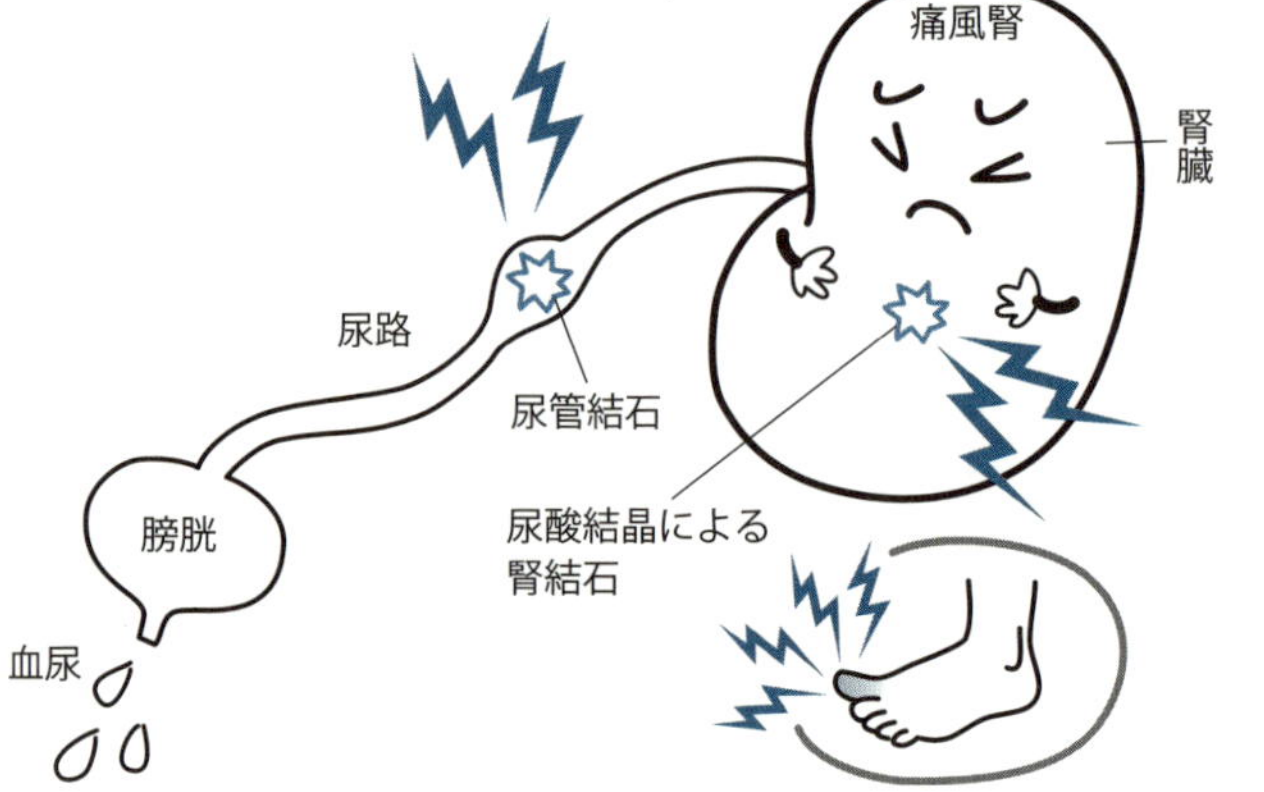

図4-4　年齢別に見た慢性腎臓病の割合

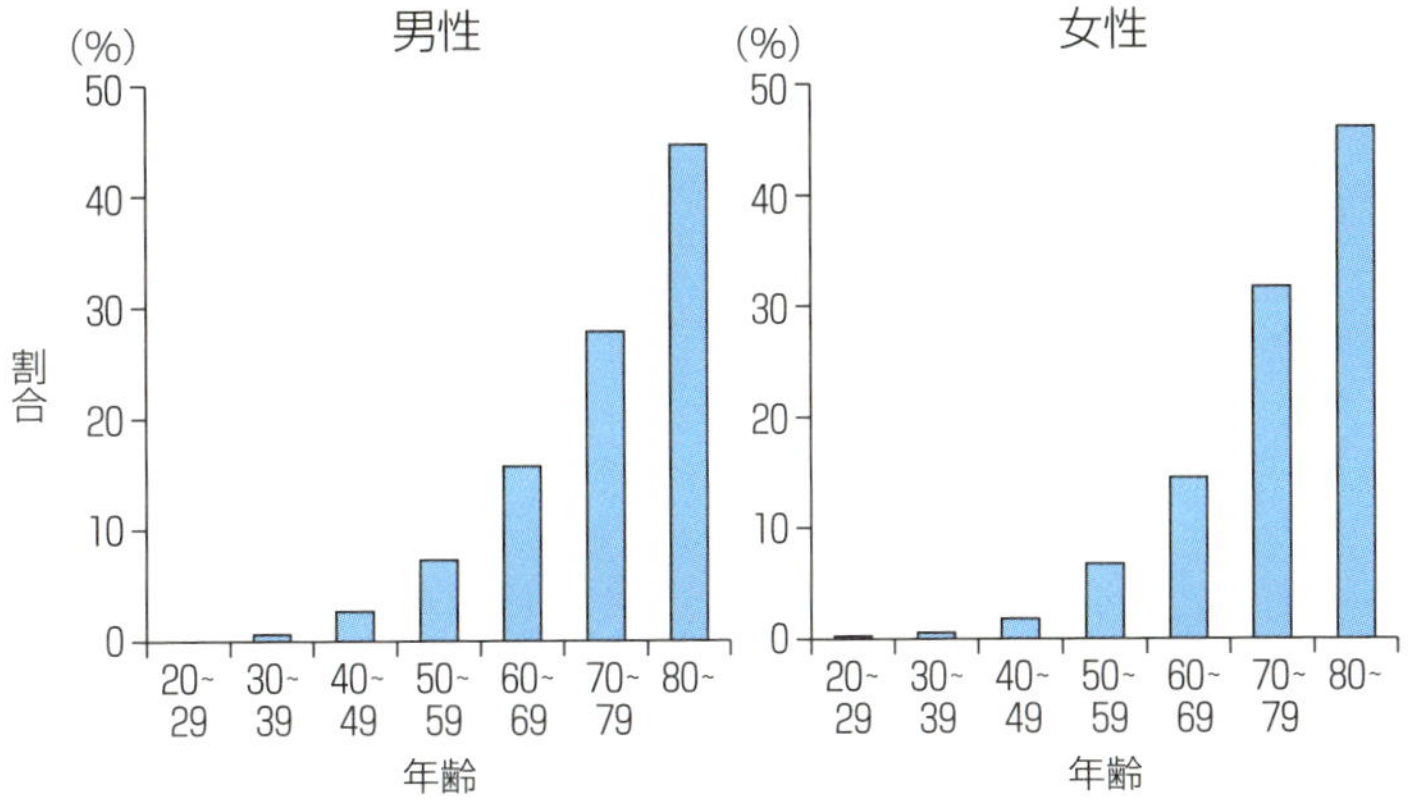

高齢になるとともに慢性腎臓病の割合が増えていきます。（CKD診療ガイド2012より）

加齢による慢性腎臓病

腎臓の働きは、加齢によって低下します。日本腎臓学会の調査では、65歳以上の男性の30％、女性の40％に慢性腎臓病が認められると報告されており、高齢者ほど慢性腎臓病になりやすいといえます（図4-4）。

これは、高齢者では複数の病気や生活習慣の長期にわたる影響があるためです。加齢にともなって動脈硬化が進み、さらに腎臓の働きが低下します。

高齢者では、また、隠れた腎臓の働きの低下も見られます。そのため、脱水や心臓病の合併によって腎臓の働きが急激に低下することが多く、薬による腎障害も若年者に比べて頻度が高く見られます。推算糸球体濾過量（eGFR）の評価を受けるようにしましょう。

このほか、腎臓病以外の病気で、複数の医療施設を受診している方が多いので、薬の副作用に注意することも大切です。かかりつけ医以外を受診をする際には、ご自分がどのような病気にかかっているかを医師に伝え、ご自分の検査結果やお薬手帳を持参しましょう。

第5章

ステージ別の特徴と治療

慢性腎臓病の治療

慢性腎臓病は、腎臓の働きを示す推算糸球体濾過量（ｅＧＦＲ）の数値によって、Ｇ１～Ｇ５までのステージ（病期）により、分類されています（**表5-1**）。

腎不全にならないようにするためにはどのような治療が必要か、またどのような食事療法が必要かなどが、ステージごとにまとめられています。ここでは、どのような治療が必要になるかを説明しましょう。

ステージＧ１～Ｇ２における特徴と治療（表5-1・Ｇ１～Ｇ２参照）

●この時期の特徴は？

ステージＧ１では、腎臓の働きは推算糸球体濾過量（ｅＧＦＲ）が90（㎖／分／１・73㎡）以上の正常な段階です。

ステージＧ２は、60～89の軽度低下している段階です。自分で感じる症状はほとんどありません。血液検査では、老廃物であるクレアチニンや尿素窒素の値は正常です。

●この時期の治療は？

慢性腎臓病が進展しないようにするためには、危険因子を減らす健康管理が基本です。

危険因子は何か、その治療は？

危険因子である糖尿病、脂質代謝異常、高血圧、肥満、喫煙などの危険因子をなくすためには、日々の生活での悪い習慣の見直し、とくに食生活を改善することが大切です。

①糖尿病の管理と目標値は？

・HbA1c７・０％未満（ＮＧＳＰ値）

平成24年4月より、国際基準値で表現することとなりました。従来の値（ＪＤＳ値）より約０・４％高い値となります。過去１カ月間の血糖コントロール状態を反映する指標として広く活用されています。

・空腹時血糖値（空腹時に測定した血糖値）１３０mg／dℓ未満、食後2時間血糖値１８０mg／dℓ未満

血糖値、HbA1cはともに糖尿病の管理指標です。血糖値はその瞬間の値を示します。HbA1cは過去1カ月間の血糖の動きを表し、1カ月の管理がよいかどうか判断できます。

②脂質代謝異常の管理と目標値は？

・中性脂肪▽１５０mg／dℓ未満

食塩制限の目安	たんぱく質制限の目安	カリウム制限の目安	エネルギー摂取の目安	運動の目安
高血圧があれば 1日3g以上 6g未満	1日に 体重1kgあたり 0.8〜1.0g		1日のエネルギー量は 標準体重× 30〜35kcal (身体活動や体重を考慮) BMI18.5〜25が目標 (肥満の糖尿病では25kcalでも可能)	適切な運動で 肥満の是正 糖尿病の新規発病の予防 心臓血管の病気の予防
1日3g以上 6g未満		1日に 1500mg未満		
	1日に 体重1kgあたり 0.6〜0.8g		上記を継続 低栄養に注意 (30〜35kcal)	体力を低下させない程度の運動
				過度な運動はしない

『CKD診療ガイド2012』(日本腎臓学会編)

表5-1　慢性腎臓病のステージ別にみたおもな特徴と生活管理

ステージ（病期）	推算糸球体濾過量（eGFR）（mℓ / 分 /1.73 ㎡）	腎臓の働き	血圧の目標値
G1 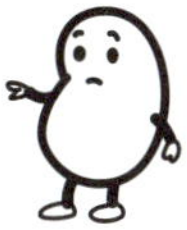	90 以上	腎臓に障害があるが、働きは正常～高値	130/80 mm Hg以下 降圧薬は原則的にレニン・アンジオテンシン系抑制薬を使用
G2 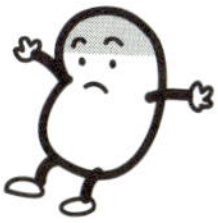	60～89	正常～軽度低下（正常～正常の人の2/3くらい）	
G3a 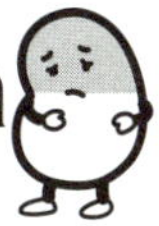	45～59	軽度～中等度低下（正常の人の2/3 くらい）	
G3b 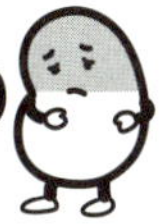	30～44	中等度～高度低下（正常の人の1/3 くらい）	
G4 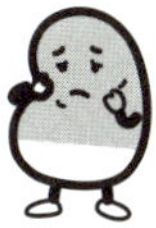	15～29	高度低下（正常の人の1/6～1/3 くらい）	上記を継続 高カリウム血症や腎臓の働きの悪化に注意
G5 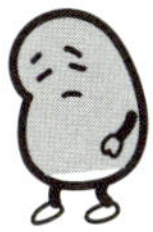	15 未満	腎不全の状態（正常な人の1/6 未満）	

※ステージは、腎臓の働きにより、G1～G5に分かれています。Gは、GFR（糸球体濾過値）の頭文字です。

・悪玉コレステロール（LDL-コレステロール）▽120㎎／dℓ未満
・善玉コレステロール（HDL-コレステロール）▽40㎎／dℓ以上

③高血圧の管理と目標値は？

・診察室血圧　収縮期血圧（血圧を測定したときの上の血圧）▽130㎜Hg以下
　　　　　　　拡張期血圧（血圧を測定したときの下の血圧）▽80㎜Hg以下
・家庭血圧　収縮期血圧▽125㎜Hg以下
　　　　　　拡張期血圧▽75㎜Hg以下

④喫煙

禁煙外来を受診してアドバイスを受けましょう。

⑤食事療法

危険因子である糖尿病、脂質代謝異常、高血圧、肥満に対する管理はエネルギー制限と塩分制限の食事療法が基本です。

エネルギー（カロリー）を制限する

糖尿病、脂質代謝異常、肥満に対しては摂取エネルギーを少なくします。では、どれくらいの摂取エネルギー量がよいのでしょうか？　適正な摂取エネルギー量は、標準体重から求められます（**表5-2**）。

それから、清涼飲料水は控えましょう。

表5-2　肥満があるかどうか、必要エネルギー量を知ろう（BMIと標準体重を求めてみよう）

BMI の求め方

BMI＝体重（kg）÷｛身長（m）×身長（m）｝
BMI が25 以上は、肥満

標準体重の求め方

標準体重とは、最も健康的で自分の体に合った理想的な体重。

「22×身長（m）×身長（m）」が標準体重になります。
この式の22は、生活習慣病やさまざまな病気の発病率が最も少ない体重の指標です。

身長が1m60cm であれば、
標準体重＝[22×（1.6×1.6）]で56.3 Kg
摂取エネルギー量の目安はどれだけかを知りましょう
標準体重×25～30 kcal
肥満が高度な場合
標準体重×25 kcal 以下に制限

高血圧に対しては、肥満がある場合には、体重の減量を行います。塩分制限も重要です。なお、肥満であるかどうかは、身長および体重から計算式で推測できます。ＢＭＩ（体格指数）25以上の人は肥満です。体重管理の目標では、ＢＭＩは18・5～25未満に維持し、標準体重に相当する22を目標とします（表5-2）。肥満の改善は、高血圧や脂質代謝異常の改善につながります。

食塩を制限

高血圧症の患者さんの3～4割が、塩分が原因で起こる高血圧（食塩感受性の高血圧という）であるといわれています。腎臓の働きの低下を防ぐためには、高血圧の患者さんは、食塩の摂取を1日6g未満になるように心がけましょう（図5-1）。

1日に摂取している食塩量は、24時間の蓄尿から、97ページ下段の式によって求められます。減塩の方法とコツを96ページで紹介していますので、参考にしてください。

また、血圧の上昇にはストレスや睡眠不足も関係していますから、日頃からストレスをためないように、十分睡眠時間をとるように工夫を心がけてください。

飲酒を控える

適度なアルコールは、腎臓に悪い影響はありません。飲酒は、日本酒に換算して、1日1合程度にしましょう（図5-2）。ビールは尿酸が高くなるので注意が必要です。お酒のつまみは、塩分が多くなりがちなので注意しましょう。

図5-1　調味料や料理に含まれる食塩量の目安

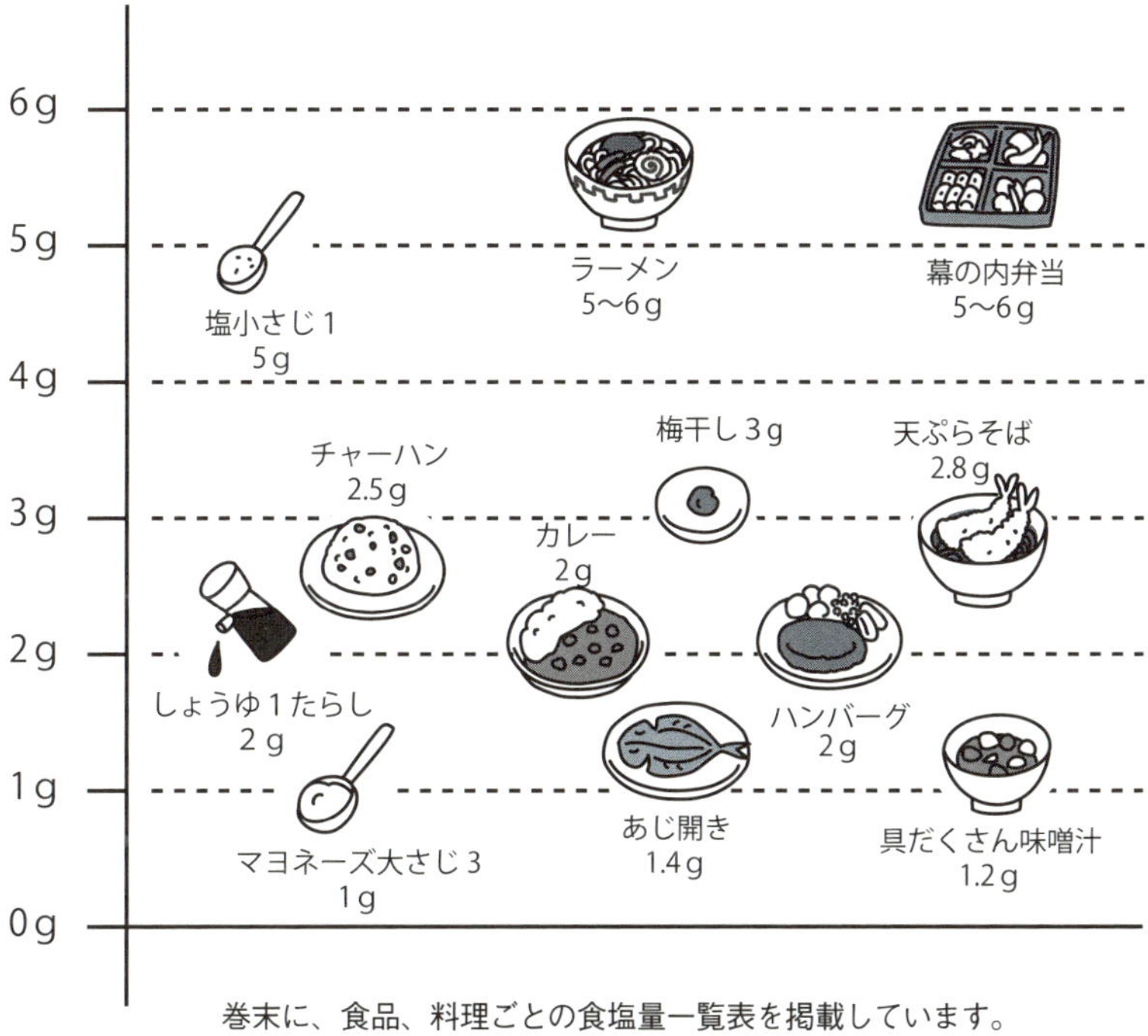
6g
5g
4g
3g
2g
1g
0g
塩小さじ1
5g
ラーメン
5〜6g
幕の内弁当
5〜6g
チャーハン
2.5g
梅干し3g
天ぷらそば
2.8g
カレー
2g
しょうゆ1たらし
2g
ハンバーグ
2g
マヨネーズ大さじ3
1g
あじ開き
1.4g
具だくさん味噌汁
1.2g

巻末に、食品、料理ごとの食塩量一覧表を掲載しています。

図5-2　日本酒1合にあたるアルコール量の目安

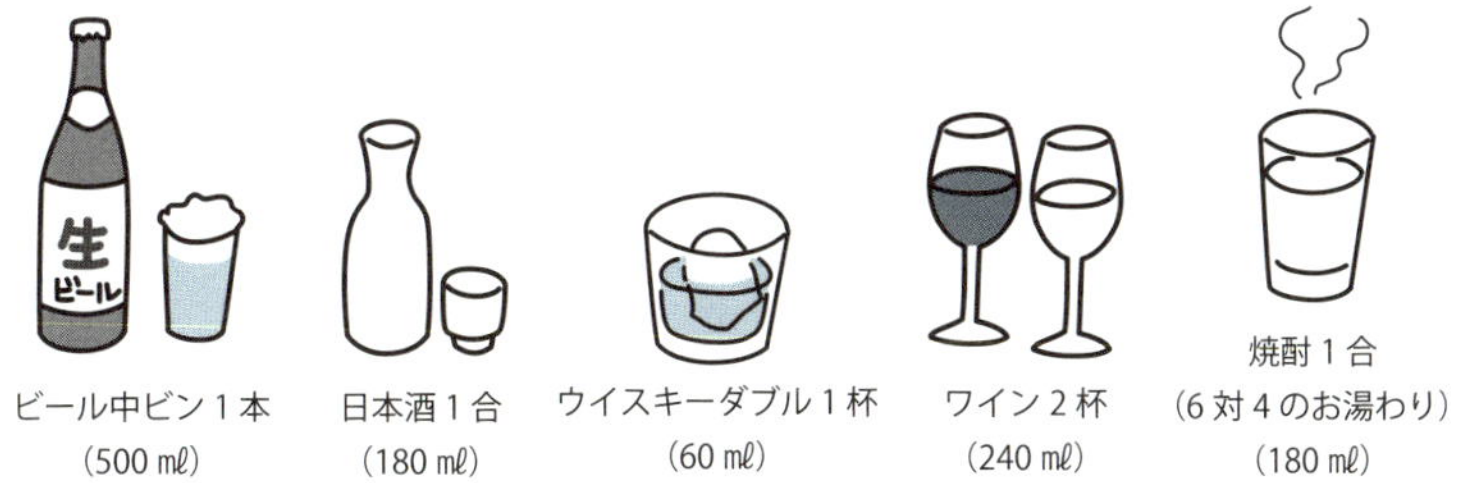

減塩の方法とコツ

食塩をとりすぎると腎臓に負担をかけるとともに、高血圧などにもつながります。食塩制限をしていないと腎臓の保護作用を有する降圧薬であるレニン・アンジオテンシン系抑制薬の治療効果が乏しくなります。このような点からも、食塩制限は大切です。

調味料の一般的な目安を覚えておきましょう。

食塩小さじ1杯が約5g、塩ひとつまみが約0・3g、醤油小さじ1杯が約1g、味噌大さじ1杯が約2gになります。味噌汁1杯が食塩6gと覚えておくのもいいでしょう。

味噌汁、漬物を控えることで、1日の食塩は6～7g相当となります。さらに味つけを薄くすることで、1日5g相当までの減塩が可能です。

わさびやからし、スパイスなどの香辛料、酢を用いる工夫も大切です。次ページを参考にして食塩の多い食品はできるだけ避けるようにしましょう。和食の煮物や汁物は食塩を多く含みます。洋食に切り替えることで食塩は少なくなります。

外食、とくにレストランでの食事はエネルギー（カロリー）、食塩、たんぱく量が多いので全部は食べず、約半分から10％は残すようにしましょう。フランス料理のフルコースでワインも飲むと、何カロリーになるでしょう。約2500～3000kcalにもなります。

食塩制限のコツ

- 塩分の多いもの（味噌汁、すまし汁、ラーメンスープ、漬け物、佃煮）を控える
- 塩蔵品（イクラ、塩辛など）、塩漬けの食品（ハム、かまぼこなど）は控える
- 酸味（食酢、レモン、スダチなど）を利用する
- 香味野菜（ニラ、タマネギ、ミョウガ、シソなど）、香辛料（コショウなど）を活用する
- 煮物は少なく、焼き物、炒め物、揚げ物料理などによる香ばしさを利用する
- 汁物は具だくさんにして、汁の量を減らす
- 新鮮な材料を用い、素材の味を利用する
- 昆布、鰹節などのうま味を利用する

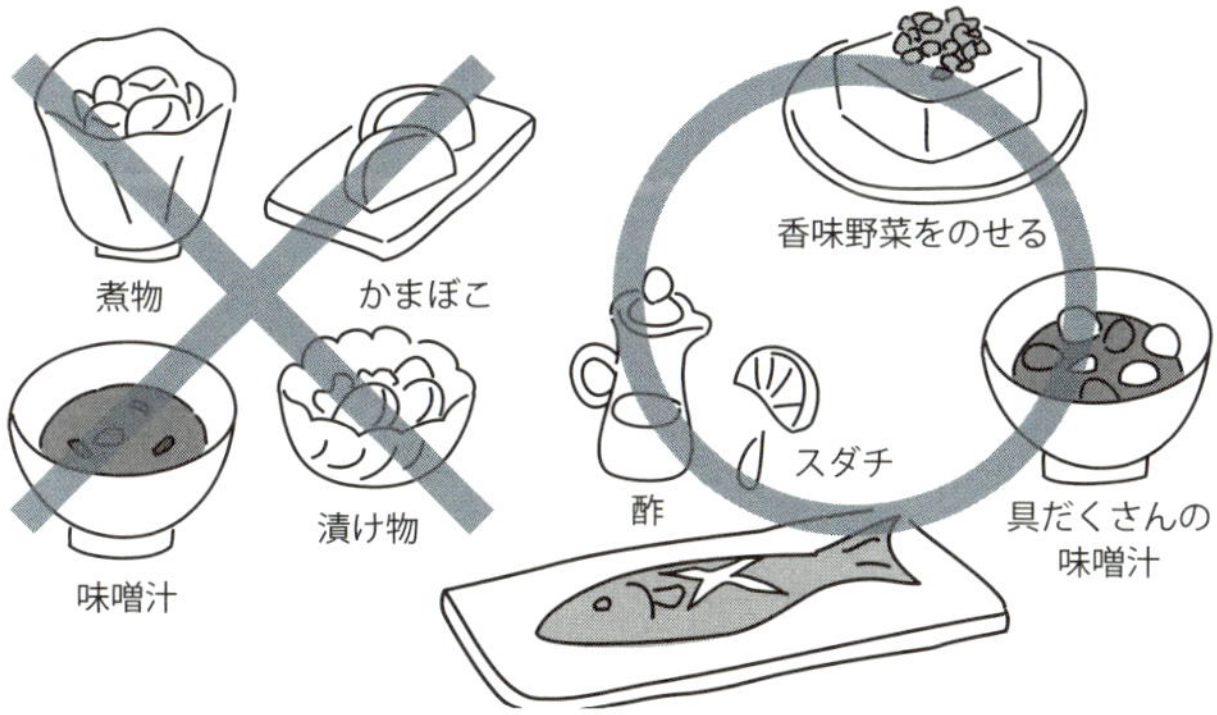

●1日に摂取している食塩量を求める計算式

摂取している食塩量（g/日）＝
24時間尿検査の総ナトリウム（g/日）×2.54

検査結果を、主治医の先生から教えていただいて自分で計算しましょう。

薬による治療

血圧管理、肥満管理は食事療法が基本ですが、食事療法のみで改善しない場合には薬による治療が必要です。

①血圧管理のための薬

アンジオテンシン変換酵素阻害薬（ACE阻害薬）、アンジオテンシン受容体拮抗薬（ARB）、レニン阻害薬が使用されますが、目標値まで血圧が下がらない場合には、カルシウム拮抗薬、利尿剤（サイアザイド系利尿薬、ループ利尿薬）など他の薬が必要となります。

②脂質管理のための薬

悪玉コレステロール、中性脂肪高値への薬としては、スタチン系の薬が使用されます。この薬は、腎臓の働きが高度に低下している場合には、横紋筋融解症という筋肉痛や脱力感などの症状をともなう副作用が見られることがあります。

③糖尿病管理の薬

HbA1cの7・0％未満を目標として、経口糖尿病薬、インスリン注射が行われます。2型糖尿病における血糖を管理するための飲み薬（経口血糖降下薬）には、糖尿病の状態や原因に合わせて種々の薬があります。大きくその作用別にみますと、インスリン抵抗性を改善する薬剤、インスリン分泌促進剤、食後高血糖を改善する薬剤です。これら1種類で治療する場合もありますが、いくつか組み合わせて治療する場合もあります。これら種々の薬とインスリンを組み合わせる場合もあります。

最近では、新たな薬剤も開発されて使用が可能となっています。尿中に糖の排泄を促進させて、血糖値を下げる薬などもあります。

ステージG3a、G3bにおける特徴と治療（表5-1・G3a、G3bを参照）

●この時期の特徴は？

ステージG３ａは、推算糸球体濾過量（ｅＧＦＲ）が45～59で、腎臓の働きが軽度から中等度低下しています。G３ｂは、ｅＧＦＲが30～44で、腎臓の働きが中等度～高度低下しています。G３ｂではG３ａに比べて、むくみ、疲れやすいなどの症状が見られ、腎不全へさらに進行する危険性や狭心症、心筋梗塞などの心血管疾患を発症する危険性が高くなります。これまではかかりつけ医で治療を受けていた人も、腎臓専門医で治療を受けることになります。

血液検査では、尿素窒素、クレアチニンが正常値より高くなります。その他、カリウムが高くなり、血液が酸性になり、酸・アルカリのバランスがくずれはじめます。貧血が見られるようになり、尿毒症物質も蓄積しはじめます。

表5-3　たんぱく質制限食の食事療法のポイント

- 腎臓の機能を低下させないためには、たんぱく質制限が必要です。（1日あたり0.8～1.0 g /kg）
- たんぱく質制限をするときには、炭水化物や脂質で十分にエネルギーを摂取することが大切です。（脂質は20～25％）
- アミノ酸スコアの高い食品（100）をとりましょう。
  1）主食類では、デンプン製品、低たんぱく食品を用います。
  2）たんぱく質の摂取は、その60％を動物性食品からとりましょう。

●この時期の治療は？

進行を少しでも遅らせるために、高血圧、脂質代謝異常などの悪化因子に対しても継続して治療が行われます。検査結果によっては、今まで以上に薬の種類が増えます。

たんぱく質を制限する

食事療法では、腎臓の働きの低下を防ぐために、たんぱく質の制限が必要です。

たんぱく質をとりすぎると、腎臓の糸球体に負荷がかかり、腎臓が悪くなるスピードが速くなります。また、腎臓の働きが悪いと、たんぱく質の老廃物である尿素窒素などが増えるために、たんぱく質の制限が必要となるのです。

たんぱく質の制限の目安

1日の摂取量を標準体重1kgあたり0・8～1・0g（表5-3）に抑えましょう。

図5-3　食事に含まれるたんぱく量の目安

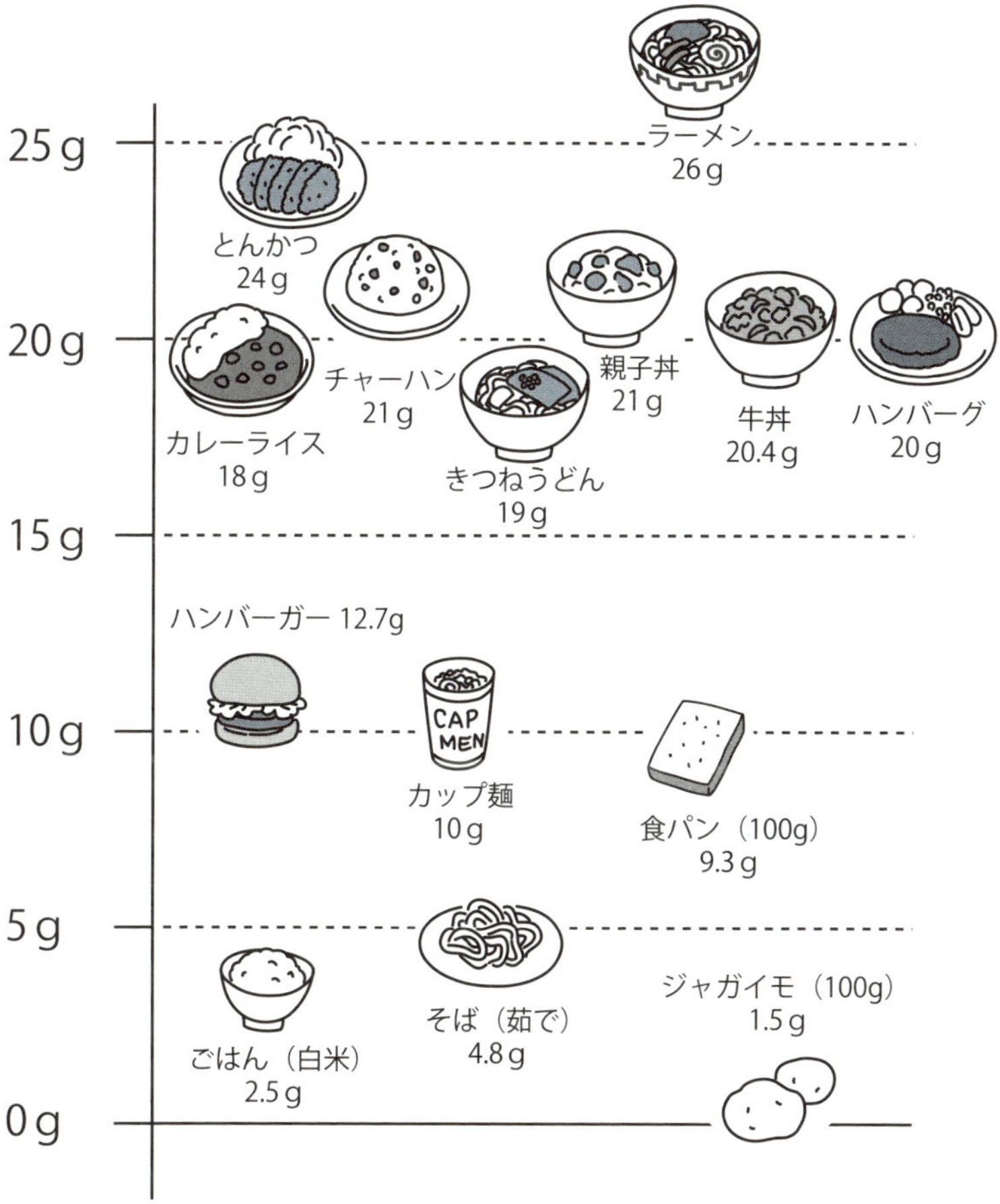

●1日の摂取たんぱく量を求める計算式

摂取たんぱく量(g/日)=

[尿中の尿素窒素濃度(mg/dℓ)×尿量(dℓ/日)+31(mg/kg)×体重(kg)]×0.00625

検査結果を、主治医の先生から教えていただいて自分で計算しましょう。

国民健康・栄養調査によると、一般人では、1日のたんぱく質摂取量は、男性で約80g、女性で65gです。慢性腎臓病の人では、たんぱく質の摂取量は一般成人より15～20％少ない量が望ましいとされています。

食品のたんぱく質の量を調べて、表をつくっておくと便利でしょう（図5-3）。たんぱく質の制限が、体重1kgあたり、0・8gの場合には、低たんぱくの特殊食品を利用することが必要です。

尿たんぱく量が多い場合には、たんぱく質制限を緩くする場合もあります。たんぱく質をどれくらいとっているかを知るためには、24時間の蓄尿の検査で、1日の尿に排出される尿素窒素量を用いて、101ページの計算式から求められます。

必要なエネルギー量を摂取する

通常の食事でたんぱく質を制限していると、エネルギー量が不足してしまうことがあります。エネルギーが不足すると、それを補うために体内に蓄えられていたたんぱく質が消費されるため、筋肉などの細胞が壊れて血液中に老廃物が増加します。また体重が減少して、低栄養になることがあります。慢性腎臓病の食事療法では、適正なエネルギー量をとることも大切です。必要な1日のエネルギー量は、標準体重にして30～35kcal／kgが目安です。

高カリウム血症に注意する

ステージG3a以降では、カリウムの排出が行われにくくなり、カリウムの多い食事をと

COLUMN

高カリウム血症対策

カリウムはすべての食品に含まれていますが、とくに生野菜、生の果物、豆類、イモ類に多く含まれるため、これらを多量に食べないようにしましょう。

野菜などのカリウムを減らすには、細かく刻んだ後、水にさらしたり、多めの水でゆで、その汁は捨てて調理をすることが必要です。

イモ類や豆類は、ゆでてもカリウムは抜けにくい食品です。また、蒸し野菜ではカリウムは少なくなりません。

果物は、生よりカリウムが少ない缶詰のものを食べ、缶詰の汁（シロップ）は、カリウムが多く含まれているので捨てましょう。

水にさらしたり、ゆでたりすることで、カリウムがどれくらい少なくなるか巻末に表を掲載しています。参考にしてください。

カリウムを減らすコツ

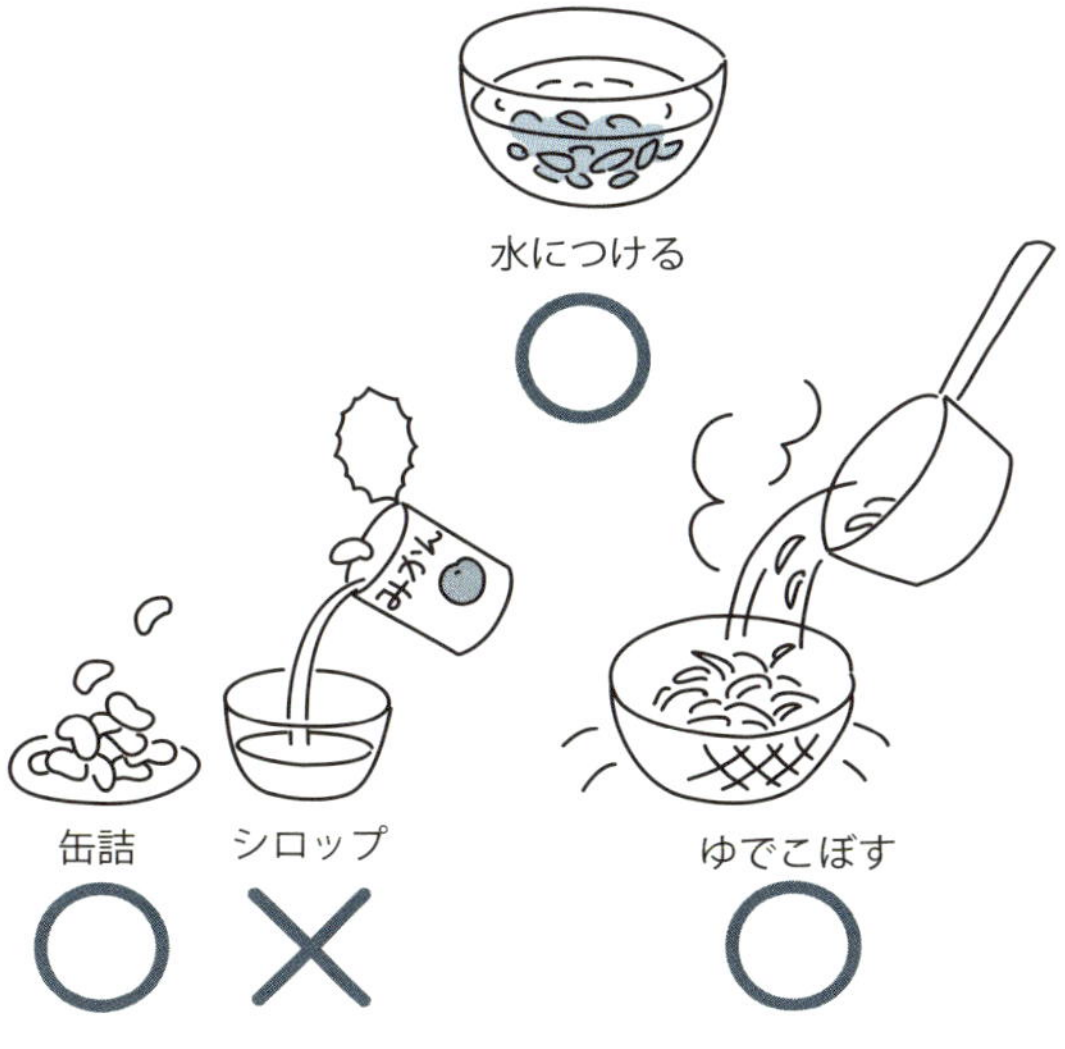

りすぎると血液中のカリウム濃度が高くなります。

血清カリウム値が基準値を超えて、5・5mEq/ℓ以上の値が見られるようになっても、自覚症状はほとんどありません。筋力の低下、しびれ感などの症状が出るころには、カリウムの値が6~7mEq/ℓ以上となっており、生命の危険な状態です。カリウムの値が6~7mEq/ℓでは、直ちに腎臓専門医での治療が必要です。

食事以外では、腎臓を保護する作用のあるレニン・アンジオテンシン系抑制薬（ACE阻害薬、ARBなど）を服用している場合にも、高カリウム血症が起こることがあります。

高カリウム血症の予防には、日常の食事におけるカリウム制限が必要です。摂取量を1日あたり1500㎎以下にします。これには、生野菜、果物、イモ類、豆類などのカリウムを多く含んだ食品を制限しなければなりません（103ページのコラム参照）。

運動療法に関して

慢性腎臓病における運動療法が、腎機能の悪化や動脈硬化を抑制することが最近明らかになってきました。

わが国では、かつて長い間、腎機能の低下した人には、安静が推奨されていました。これは、運動により体内の血液が筋肉に行き腎臓の血流が少なくなること、たんぱく尿が増加することなどが理由として考えられます。しかし、近年になって、安静にしているより、むし

COLUMN

適切な運動量の目安を知る

メッツで表した身体活動量

1メッツ	安静
2メッツ	入浴、洗濯、調理、ぶらぶら歩き、ヨガ、ストレッチ
3メッツ	掃除、普通歩き、グランドゴルフ、ゲートボール
4メッツ	庭掃除、少し速く歩く、ラジオ体操、水中ウオーキング
5メッツ	農作業、速歩き、卓球、ダンス、ゴルフ、スケート
6メッツ	ジョギング、水泳、バレーボール
7メッツ	登山、階段の連続上り、サッカー、バスケットボール
8メッツ	ランニング（150m/分）、ハンドボール、競泳、縄跳び
9メッツ	ランニング（170m/分）、階段を早く上る、サイクリング（20km/時）
10メッツ	ランニング（200m/分）、マラソン、柔道、相撲、ボクシング

健康を維持するための運動量には、メッツと呼ばれる目安が用いられています。メッツとは、1時間当たりの身体活動の強さを表す単位のことです。安静時に座って静かにしている状態を1メッツとし、例えば、普通の歩行は安静時の3倍である3メッツに相当します。

上の表に、メッツがどの程度の活動量を指しているのかを示しました。

一般的に、慢性腎臓病が進んだ状態ですと、4～5メッツ程度の運動を行い、7メッツ以上の運動は避けるようにしましょう。

ろ体を動かしたほうが心身によいという研究結果が報告されるようになってきたのです。

これは慢性腎臓病の患者さんにもあてはまります。慢性腎臓病の初期で高血圧や脂質代謝異常、糖尿病などの合併症があれば、適度な運動は腎臓そのものばかりでなく、合併症にも良い効果をもたらします。運動のなかでも、とくにウォーキングは有酸素運動であり、手軽に始められ、体に傷害となる心配がありません。毎日平均８０００歩以上歩き、そのうち中強度の身体活動（速歩き）が20分以上含まれていると、高血圧や糖尿病などのさまざまな疾患の予防に役立つという報告もあります。強いむくみや心不全などがなければ、体力維持のために体力を落とさない程度の散歩などの軽い運動を心がけてください。ただし、過度の運動は、しばしば腎臓に負担がかかりすぎるので、あまり勧められません（１０５ページのコラム参照）。

もちろん、普段の仕事が過度な肉体的負担のかかるものである場合などは、この限りではありません。運動よりも十分な休息が取れるように、仕事の調整が必要です。勤務先の上司と相談しましょう。

ステージＧ３ａ以降の人は、軽い運動をする場合でも血圧、尿たんぱく、腎機能などを見ながら、運動量を調節する必要があります。運動の強度は主治医と相談しながら決めてください。たとえ体力維持程度の軽い運動でも、定期的に行う運動習慣は、腎機能の低下を止めたり、遅らせたりする効果があります。

ステージG4における特徴と治療（表5-1・G4を参照）

●この時期の特徴は？

ステージG4は、推算糸球体濾過量（eGFR）が15～29で、透析療法の前段階ともいえる状態です。むくみ、疲れやすい、動くと息切れがするなどの自覚症状が現れます。この時期になって、はじめてご自分が病気ではないかと疑って病院を訪れる患者さんも多く見られます。

検査で、貧血、カルシウム・リン代謝の異常、アシドーシス（血液が酸性に傾いた状態）、高カリウム血症などが、G3の時期よりもあきらかになります。従来の治療に加え、全身の症状を改善するための治療が行われます。

●この時期の治療は？

この時期にはいろいろな症状が見られるようになり、それに対して治療が行われます。

①老廃物、尿毒症物質の蓄積

尿素窒素やクレアチニンなどの老廃物の数値がより高くなってきます。血液に蓄積しているそれらの尿毒症物質を腸で吸着し、便中に排泄するために、活性炭の薬が使用されます。

②腎性貧血

この時期には、造血ホルモンであるエリスロポエチンの不足による腎性貧血（24ページ参照）があきらかになりますので、エリスロポエチンの注射（赤血球造血刺激因子製剤）が治療として使用されます。

③むくみ、心不全、肺水腫

飲んだ水分量に見合っただけの尿が出ない場合や、狭心症や心筋梗塞などの合併症がある場合は、心臓、腎臓いずれの働きも低下していて、むくみが出ることがあります。両方の働きの低下がある場合、ひどくなると心臓や肺に水がたまって呼吸困難（息苦しくなり、時に平らになって寝ると息苦しくなり、座っていると呼吸が楽になる）なども見られるようになります。

むくみの治療には、ラシックス、フルイトランなどの利尿薬（尿量を増やす薬）を使って、体の中にたまった水分を尿として出します。日常の食事管理では、水分・食塩の制限が必要となります。むくみが強い場合には、食塩を5g以下に制限することが望ましいです。水分の制限も必要で、食事からとる水分は１２００㎖以内に抑え、また飲む水の量は７００㎖以内にしましょう。主治医からの指示で食事療法を行うことが大切です。

④カルシウムやリンなど骨の代謝の異常

副甲状腺ホルモンの値が高くなり、骨の合併症も見られるようになります。血液のカルシウムの値が低く（低カルシウム血症）、リンが高くなって（高リン血症）、カルシウム・リンの

COLUMN

食事制限への手引き

どの食品にどれだけのたんぱく質、カリウム、食塩、エネルギー（カロリー）が含まれているかは、『食品交換表』（『第8版　腎臓病食品交換表～治療食の基準』黒川清監修・中尾俊之編／医歯薬出版）に記載されています。簡単にたんぱく質を計算できるように工夫してあります。これを使えば治療目的に合った食事療法ができると思います。

また、たんぱく質や食塩を調整した食品の宅配を利用するのもひとつの方法です。たんぱく・エネルギー調整食品、低リン・低カリウム食品、減塩食品などがあり、それらを有効に使うことで食事療法が実施しやすくなります。最近では宅配食があります。宅配してくれる会社を156～157ページにまとめて掲載していますので、利用してみるのもよいでしょう。

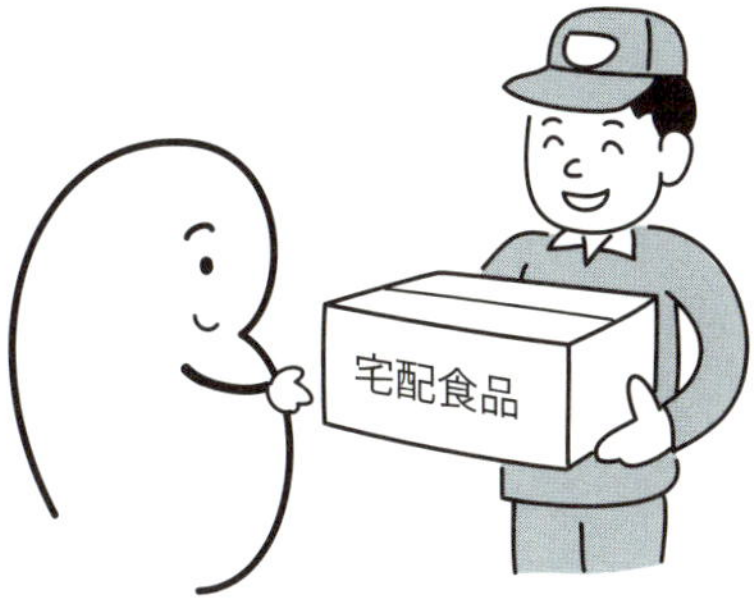

食事療法を続けていくなかで、わかりにくかったり、迷ったりした場合などは、主治医と相談し、管理栄養士の指導を受けることが大切です。

糖尿病による慢性腎臓病の注意点は？

糖尿病による慢性腎臓病では、糖尿病および腎臓病の両方の治療が必要です。慢性糸球体腎炎などとは異なり、狭心症や心筋梗塞などの心臓血管、脳梗塞や脳出血などの脳血管、閉塞性動脈硬化による末梢血管など、全身の血管の病気の合併が他の腎臓病の人に比べると多く見られます。

また、高度のたんぱく尿や心臓の合併症のために、むくみも出やすくなります。カリウムの値が高くなりやすく、アシドーシスが出やすいので注意が必要です。

糖尿病の治療には、エネルギーの制限が必須です。ステージG1～G2の治療で説明したように、HbA1cが7・0％未満（国際基準値）、空腹時血糖が130㎎／dℓ未満が目標値です。

バランスの障害が起こります。高リン血症に対しては、リンを吸着する薬剤で改善させます。

高リン血症はカルシウム・リンの障害から骨の合併症に関与するのみでなく、腎機能の悪化進展の一因子であることも明らかとなっており、リンを適正に管理することは大切です。リン吸着剤は最近開発されて、数種類の薬が使用可能となっています。

⑤アシドーシスの合併

尿中に酸の排泄ができないために、体液中に酸が蓄積し、代謝性アシドーシス（血液が酸性に傾く状態）を合併します。治療には、重曹（炭酸水素ナトリウム）を用いて調整します。栄養状態を改善し、腎不全の進行を遅らせることができます

日常生活での注意

運動は体力の低下をきたさない程度の散歩にとどめ、マラソンなど過度の運動は控えましょう。また、食事療法は継続しましょう。

ステージG5における特徴と治療（表5-1・G5を参照）

●この時期の特徴は？

慢性腎臓病においては、最も進んだ段階となります。腎臓の働きは、推算糸球体濾過量（eGFR）が15未満です。

●この時期の治療は？

腎臓の働きがさらに低下しないように、今まで以上に厳格な管理を続けます。日常生活では、軽作業が望ましく、残業は控えましょう。

エリスロポエチンの注射薬を使用しても貧血が改善しない場合、食欲低下や吐き気などの消化器症状が現れ、同時にむくみが高度となり、心臓や肺に水分がたまって心不全や肺水腫となっている場合、また意欲の低下、集中力の低下など尿毒症の症状がある場合には、生命を維持するために透析療法や腎移植が必要です（第6章を参照）。

知っておきたい薬の知識

腎臓病に使う治療薬は、大きく3種類に分けられます（表5-4）。

① 腎臓病の原因を解決するために使う薬

腎臓病の原因となっている免疫のシステムを調整するために使う副腎皮質ステロイド、免疫抑制薬などがあります。また、細菌感染が原因の腎臓病や腎盂腎炎などの場合には、細菌を抗菌薬で抑えます。

② 腎臓の働きが悪くならないため使う薬

腎臓の病気を悪化させる因子に対して管理する薬です。

③ 腎臓の障害により生じる種々の崩れたバランスを改善する薬

むくみや尿量が減少した場合に用いる利尿薬、重曹、カリウムを下げる薬などがあります。

※薬に関しては、主なものをまとめました。他にも同じ作用を有する多くの薬があります。

表5-4　腎臓の病気に対してよく使われる薬

薬は一般名（商品名）で記載しています

① 慢性腎臓病の原因となっている腎臓病に対して、その原因を解決するために使う薬

1．慢性糸球体腎炎（IgA腎症、膜性腎症、急速進行性腎炎など）、ネフローゼ症候群に対して使用されます

副腎皮質ステロイド薬	プレドニゾロン（プレドニン）、メチルプレドニゾロン（メドロール）　デキサメタゾン（デカドロン）、ベタメタゾン（リンデロン）
免疫抑制薬	シクロスポリン（ネオーラル）、シクロホスファミド（エンドキサン）　ミゾリビン（ブレディニン）、タクロリムス（プログラフ）
抗血小板薬	ジピリダモール（ペルサンチン）、ジラゼプ（コメリアンコーワ）アスピリン（バイアスピリン）
腎臓の糸球体にかかる負荷を軽減する薬	レニン・アンジオテンシン系を抑制する薬 ACE阻害薬（※1）：テモカプリル（エースコール）、アラセプリル（セタプリル） ARB（※2）：バルサルタン（ディオバン）、オルメサルタン（オルメテック）、カンデサルタン（ブロプレス）、テルミサルタン（ミカルディス）

2．高血圧（悪性高血圧など）による腎臓の病気に対して高血圧を治療するための薬（降圧薬）

レニン・アンジオテンシン系を抑制する薬	ACE阻害薬、ARB
カルシウム拮抗薬	アムロジピン（アムロジン、ノルバスク）、 シルニジピン（アテレック）、ニフェジピン（アダラート）、 ニカルジピン（ペルジピン）
利尿剤	フロセミド（ラシックス）、トリクロルメチアジド（フルイトラン）、スピロノラクトン（アルダクトンA）
αβ遮断薬	カルベジロール（アーチスト）、 アロチノロール（アロチノロール塩酸塩）
α遮断薬	プラゾシン（ミニプレス）、ドキサゾシン（カルデナリン）

3．細菌感染

抗菌薬

4．糖尿病による腎臓病に対して血糖を管理するための薬

経口血糖降下薬	スルホニル尿素、ビグアナイド薬、αグルコシダーゼ阻害薬、速効型インスリン分泌促進薬、チアゾリン薬、DPP-4阻害薬

上の表のほかに、ARBと利尿薬の合剤として、プレミネント配合錠、コディオ配合錠があります。

※1　ACE阻害薬：（アンジオテンシン変換酵素阻害薬）
※2　ARB：（アンジオテンシン受容体拮抗薬）

② 腎臓の働きが悪くならないために使う薬

高血圧の治療	113ページの表、①の２に記載
脂質異常症の治療	以下、1）～3）の薬剤
1）スタチン系薬剤	プラバスタチン（メバロチン)、ピタバスタチン（リバロ)、アトルバスタチン（リピトール）
2）小腸コレステロールトランスポーター阻害薬	エゼチミブ（ゼチーア）
3）フィブラート系薬剤	ベザフィブラート（ベザトール）

③ 腎臓の働きの低下により生じるバランスの障害を改善する薬

これらの薬を使用することにより腎臓の働きの低下を抑制することができます。

むくみ	利尿薬：フロセミド（ラシックス)、トリクロルメチアジド（フルイトラン)、スピロノラクトン（アルダクトンA）
アシドーシス	炭酸水素ナトリウム（重曹）
高カリウム血症	ポリスチレンスルホン酸カルシウム（カリメート、アーガメイト）
高リン血症	沈降炭酸カルシウム（カルタン、炭カル)、セベラマー塩酸塩（レナジェル、フォスブロック)、炭酸ランタン水和物（ホスレノール)、ビキサロマー（キックリン)、クエン酸第2鉄水和物（リオナ)、スクロオキシ水酸化鉄（ピートル）
低カルシウム血症	活性型ビタミンＤ製剤：アルファカルシドール（ワンアルファ)、カルシトリオール（ロカルトロール）
尿毒症毒素	球形吸着炭（クレメジン）
高尿酸血症	尿酸生成を抑制：アロプリノール（ザイロリック、アロシトール)、フェブキソスタット（フェブリク)、トピロキソスタット（ウリアデック)、尿中に尿酸排泄を促進：ベンズブロマロン（ユリノーム）
腎性貧血	赤血球造血刺激因子製剤（エポジン、エスポー、ネスプ、ミルセラ）
副甲状腺機能亢進症	活性型ビタミンD製剤（低カルシウム血症の項に記載）

第6章

末期腎不全の治療

透析療法と腎移植

末期腎不全になって、腎臓がほとんど機能しなくなると、自分の腎臓の代わりをする治療（腎《じん》代替療法《だいたいりょうほう》）が必要になります。治療には、「透析療法」と「腎移植」があります（図6-1）。

透析療法には、人工の膜でつくられた人工腎臓（ダイアライザーと呼ばれます）を利用する「血液透析《けつえきとうせき》」と自分の腹膜を利用する「腹膜透析《ふくまくとうせき》（ＣＡＰＤ）」があります。

腎移植は、他の人から腎臓の提供を受けて移植する方法です。亡くなった人からの腎臓の提供を受ける「献腎移植《けんじんいしょく》」と、家族や配偶者など身内から提供された腎臓を移植する「生体《せいたい》腎移植《じんいしょく》」があります。

血液透析、腹膜透析、腎移植、これらの中から何を最初に選択するかといった基準はありません。血液透析を選ぶこともできますし、腹膜透析からはじめたり、透析療法を経ないで生体腎移植を行う（先行的腎移植）こともあります。腎移植後に腎臓の働きが低下し、末期腎不全になると、透析療法に移行することもできます。

末期腎不全の原因となった腎臓病の種類や、自分の仕事や生活環境により、自分に一番適した治療法を主治医と相談して、選ぶようにしましょう。

血液透析を受けている人（２０１４年末）は、透析療法を受けている人全体の97％以上

図6-1　末期腎不全の治療方法には？

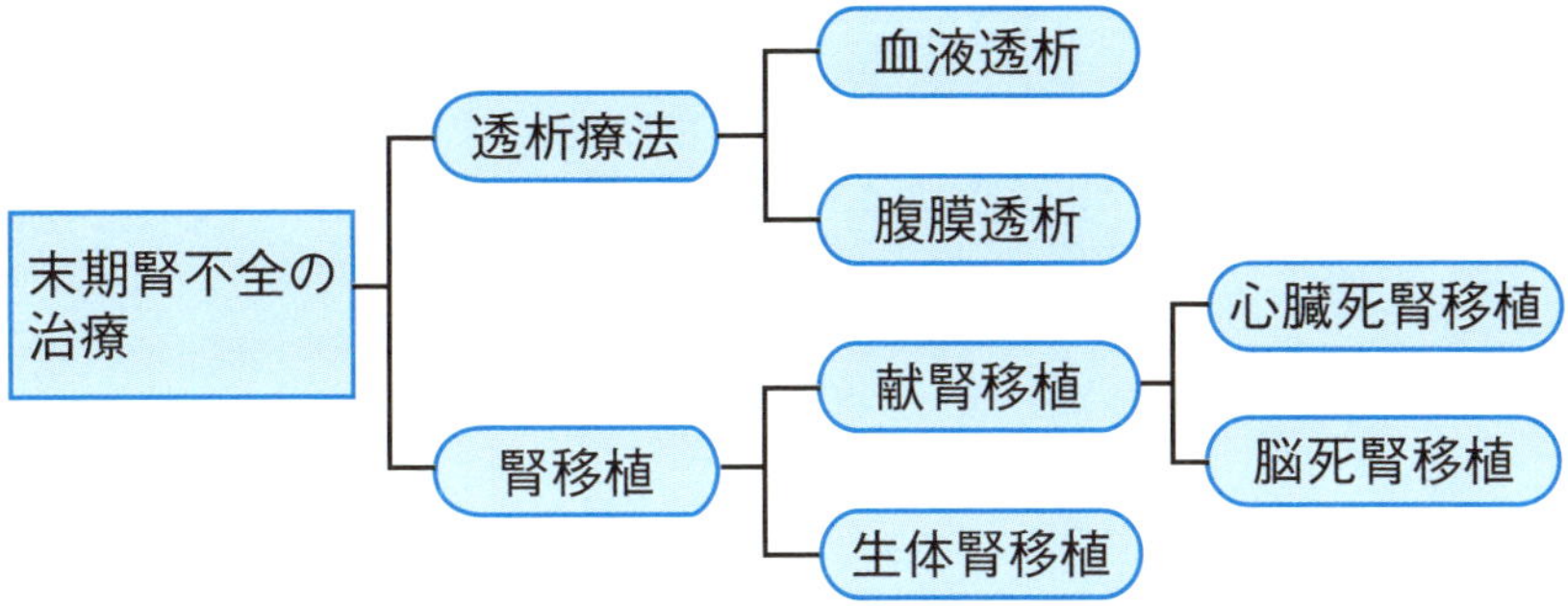

図6-2　透析療法を受けている人の治療法の割合

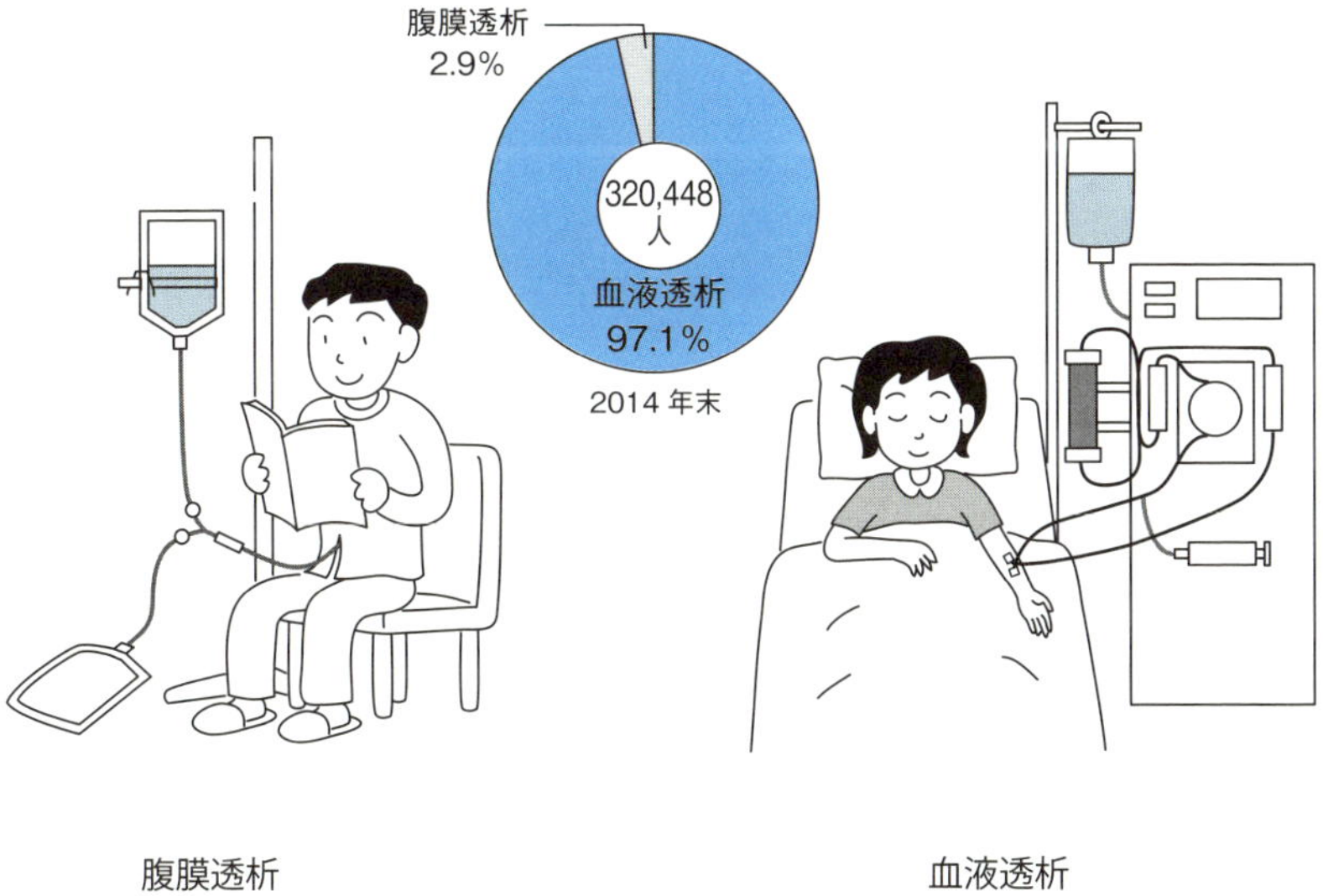

（約31万人）、腹膜透析をされている患者さんは、透析患者さん全体の2・9％で、約9千人です（図6－2）。2014年に腎移植を受けた人の数は1598人で、生体腎移植は1471人、献腎移植127人のうち心臓死腎移植は42人、脳死腎移植は85人です。

透析療法が必要になるのはいつ？

グループ5（腎臓の働きが15％未満）で、尿毒症症状（食欲低下、倦怠感、むくみ、神経症状、意欲の低下、吐き気、貧血、呼吸困難、心不全など）が見られる末期腎不全になると、透析療法が必要となります。

いつ透析療法をはじめるかに関しては指標がありますが、検査の数値や個々の患者さんの症状や、腎臓病の種類（糖尿病によるか、慢性糸球体腎炎によるかなど）、合併症（心血管疾患など）、日常生活の活動性などを総合的に見て判断されます。

検査値からは、クレアチニン値が8・0㎎／dℓ以上、腎臓の働きでは、クレアチニンクリアランスが10㎖／分未満（eGFRは、日本透析医学会のガイドラインでは、8㎖／分／1・73㎡未満、少なくとも2㎖／分／1・73㎡までに）が透析療法開始の基準値となります。表6－1にあるように、①腎臓の働きに加えて、②臨床症状と③日常生活障害度の3つを勘案して、透析導入の適応を決めます。

表6-1　透析療法が必要となるとき

（　）のなかの数値は基準値です。

① **腎臓の働き**
クレアチニン…………………… 8.0 mg/dℓ 以上（男　0.6～1.1　女　0.4～0.8）
クレアチニンクリアランス… 10 mℓ/分 未満

② **臨床症状**
全身浮腫、肺水腫、心不全、貧血、消化器症状、神経症状など

③ **日常生活障害度**
尿毒症症状などのために起床できない、通勤通学あるいは家庭生活が困難、年齢など

①②③などで総合的に評価
糖尿病性腎症では、クレアチニン値が8.0 mg/dℓ未満でも透析導入をすることがあります。

糖尿病による末期腎不全の患者さんの場合には、他の腎臓病に比較して、クレアチニン値が８・０㎎／dℓ未満の値でも開始されることがあります。高度のむくみや呼吸困難などに対して、利尿薬の効果が見られない場合には、水分を除くために透析療法が必要となります。

透析療法はどんな治療？

透析療法に入ると、それまでに見られていた倦怠感、食欲低下、吐き気、嘔吐《おうと》などの尿毒症の症状がなくなり、日常の生活が送れるようになり、社会復帰も可能になります。

血液透析では１週間に３回、１回あたり４～５時間の透析療法を継続することが必

要です。これを「維持透析《いじとうせき》」といいます。しかし、腎臓のすべての働きの代わりができるわけではなく、血液透析で代償できる腎臓の働きは、正常の人の腎臓の約1割程度に相当します。

透析療法で改善できること

①血液中の老廃物（尿素窒素、クレアチニン、尿毒症物質など）を除去します。
②尿が出ないためにたまった過剰な水分を除去して、体の中の水分量を適正にします。また、摂取して体内に蓄積した塩分、カリウム、リンも除去します。
③酸性となった血液を改善します。

このような効果は持続するわけではありません。血液透析の場合は間隔があくために、食事や日常生活にともなう老廃物の蓄積や、塩分および水分の貯留などのため、次の透析時には前回の透析前の状態に戻ります（図6-3）。

透析療法のみでは十分改善できないこと

①高カリウム血症や高リン血症が、透析療法だけで十分に改善しない場合には、カリウムやリンを下げる薬を飲むことが必要です。
②高血圧は、透析療法だけでは十分に管理できません。改善できない場合には、降圧薬を

図6-3　透析療法による体内の水分量や老廃物などの値の変化

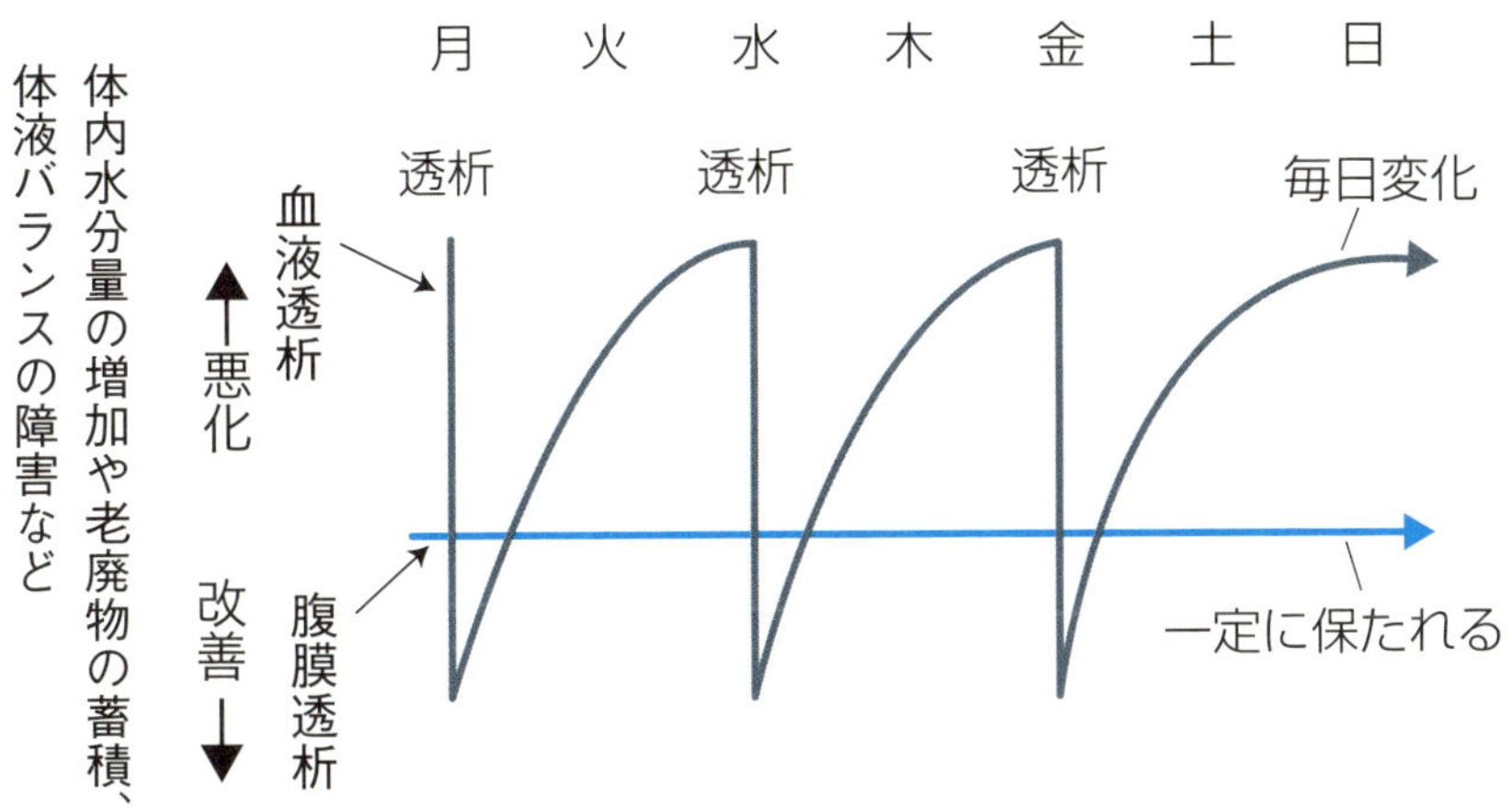

●血液透析では、1回の透析（月曜日）で増えた体重（体内水分量の増加）、老廃物の蓄積、体液バランスの障害などが改善されますが、その次の透析（水曜日）までの間に、もとの状態に戻っていきます。
腹膜透析では、持続して透析療法が行われるので、体重、老廃物の値などがよい状態で一定に保たれます。

内服します。

透析療法では改善できないこと

①腎臓からエリスロポエチンという造血ホルモンが十分に分泌されないため、エリスロポエチンの注射（赤血球造血刺激因子製剤）で補うことになります。なお、透析療法でエリスロポエチンに対する反応性は改善されます。

②ビタミンDを活性化して骨を丈夫にすることはできません。活性型ビタミンD製剤の内服または注射が必要です。

血液透析（HD）はどのように行われるの？

血液透析の仕組み

血液透析は、血液を体の外に出し、ダイアライザーと呼ばれる人工腎臓に通すことによって、血液中の余分な水分や老廃物を取り除き、血液をきれいにして再び体の中に戻します（図6-4）。ふつう1週間に3回、医療施設（病院やクリニックなど）に通い、1回の治療に4～5時間かかります。

昼間勤務している人には、仕事ができるように夜間透析もあります。昼間は仕事をし、そ

図6-4　血液透析（HD）の仕組み

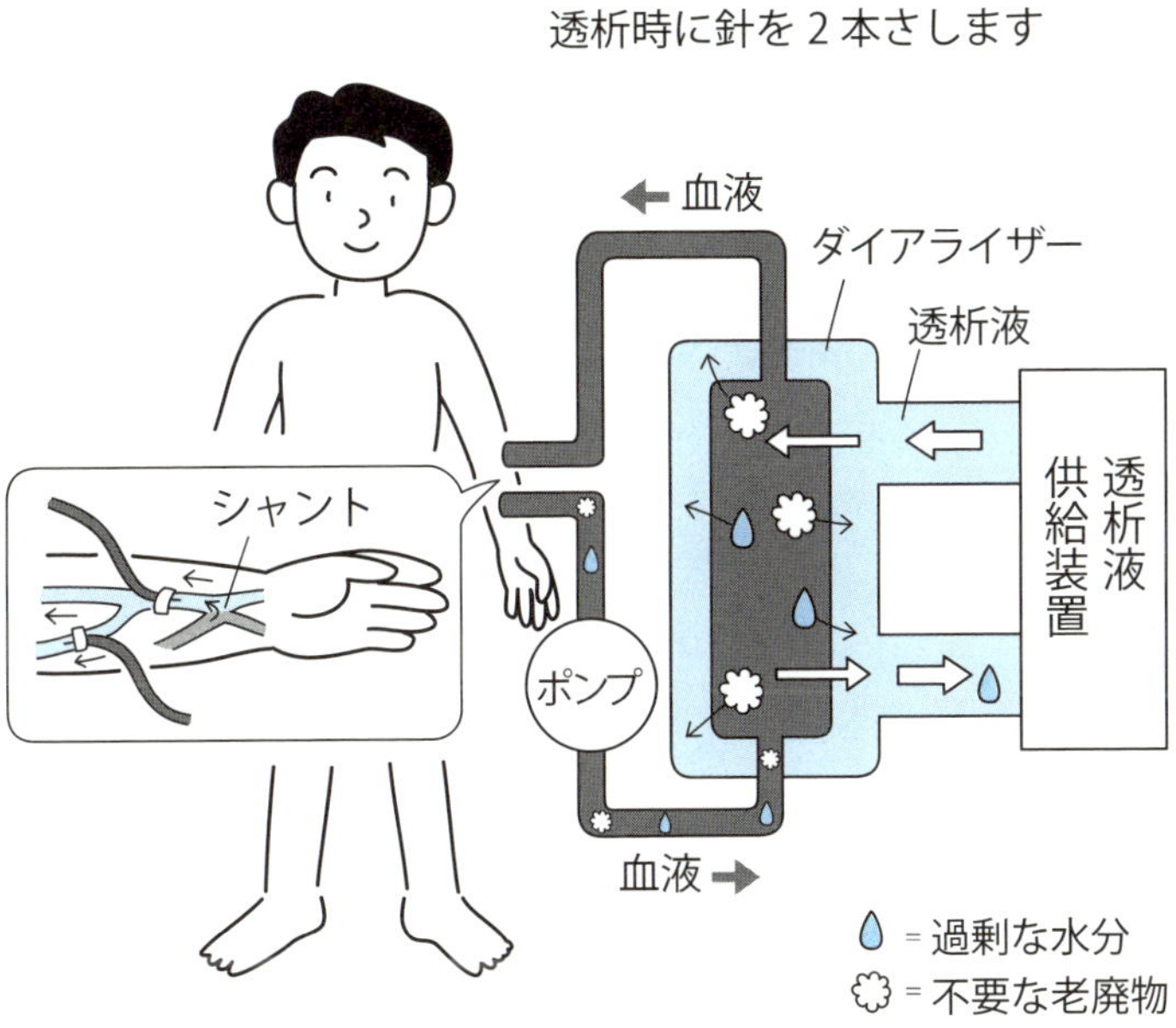

HDは英語のHemodialysis (血液透析)の略語です。

の後夕方から透析療法を行う方法です。現在は、約13％の人たちが夜間透析を受けています。

また、患者さん自身や家族が訓練を受け、自宅に透析の機械を置いて、在宅で透析を行う方法もあります。家族のサポートが必要です。

ダイアライザー（人工腎臓）とは

ダイアライザーは、細いチューブ（直径0・2〜0・3㎜）が1万本くらい束になって1本の筒状になっています。その内側を血液が流れ、その管の外側を透析液が流れます。

透析液とは

透析液は、ナトリウム、カリ

図6-5　血液濾過透析の仕組み

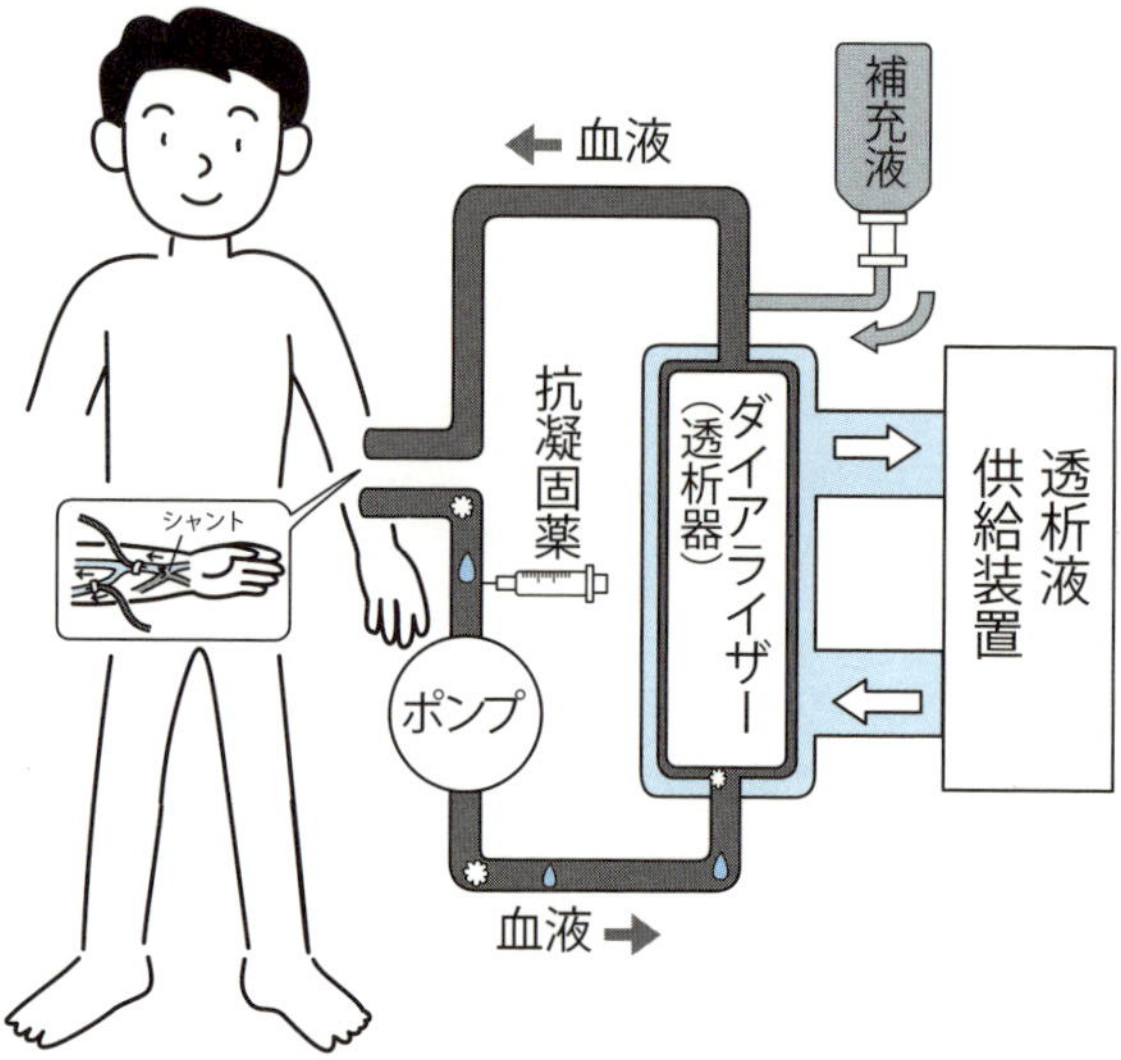

ウム、カルシウムなどの電解質やアルカリ剤が溶け込んだきれいな液です。ダイアライザーの透析膜を介して、血液と透析液との間で不要な物質や水分が除去され、また体に必要なものが透析液から血液側に流れて、体の代謝と電解質のバランスの崩れが改善されます。

血液濾過透析

血液透析と血液濾過を組み合わせた透析療法です。透析中に「置換液または補充液」と呼ばれる透析液とほぼ同等な点滴を血液中に大量に入れながら、同時に入れた点滴と同じ水分量をダイアライダーから濾過していきます（図6-5）。血液濾過透析は、圧力をかけて大量の血液を濾過し、血液透析では取れにくかった大きな分子量のβ_2ミクログロブリン（134ページ参照）などをよく取り除けるだけではなく、透析中に血圧が下がりにくい、心臓への負担が少ない、貧血が改善するなどのメリットがあります。

内シャント（ブラッドアクセス）

血液透析を行うには、1分間に200㎖程度の比較的大量の血液をダイアライザーにポンプで送り込み、循環させる必要があります。

そのために、手首近くに動脈と静脈をつないだ血管（内シャント）が必要です（図6-6）。

内シャントでは、静脈の血管に動脈からの血液が流れるようになるので、静脈の血管が太くなり、血液の流れる量も多くなります。内シャントの静脈に針をさして、ポリ塩化ビニール製のチューブが接続しているダイアライザーに血液を流し込みます。ダイアライザーで透析された血液は体に戻ります。体から血液を流し出す針と、ダイアライザーできれいになった血液を体に返す針の2本をさします。

内シャントを作成するための手術は、局所麻酔で行い、静脈と動脈を手術でつなぎ合わせます。内シャントは、作成後

図6-6　内シャント

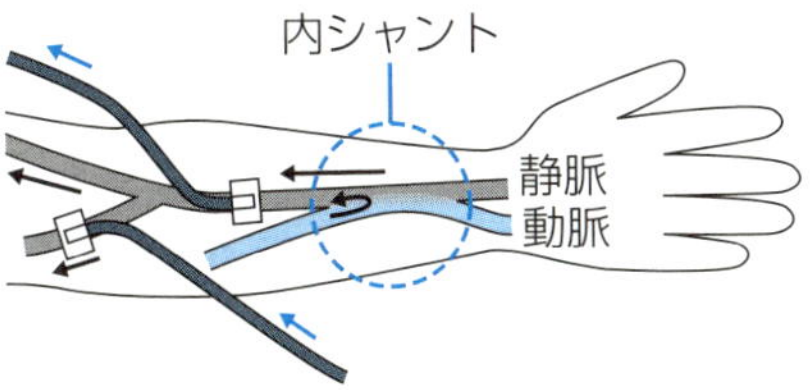

2週間くらいたって使うことができます。血管が細くて内シャントの手術が困難な場合には、人工の血管を移植してつくることがあります。この場合には、使用できるまでにもう少し期間を要します。

内シャントを長年にわたって使い続けると、血管が詰まったり狭くなって十分な量の血液を取り出すことができなくなります。その場合には、狭くなっている部分を広げたり、血管の中にステントと呼ばれる筒状の金属を入れて、狭くなることを予防したりします。

内シャントがつくれない人や、緊急に血液透析が必要な場合には、足のつけ根や首の血管にカテーテルを入れて血液を取り出すことがあります。また最近では、長期間血管内に留置することが可能なカフ型カテーテルを用いて、透析を行うことも可能となっています。

腹膜透析（CAPD）はどのように行われるの？

腹膜透析の仕組み

自分のおなかの腹膜を透析膜として用いて治療をします（図6-7）。腹膜透析は、おなかの中に透析液を一定時間入れておくと、腹膜を介して血液中の余分な水分や老廃物がおなかの中の透析液に移動します。その老廃物や水分を含んだ透析液を体の外に出して血液をきれいにします。自分で透析液を交換します。腹膜透析では、ふつう24時間持続して透析が行わ

図6-7　腹膜透析（CAPD）の仕組み

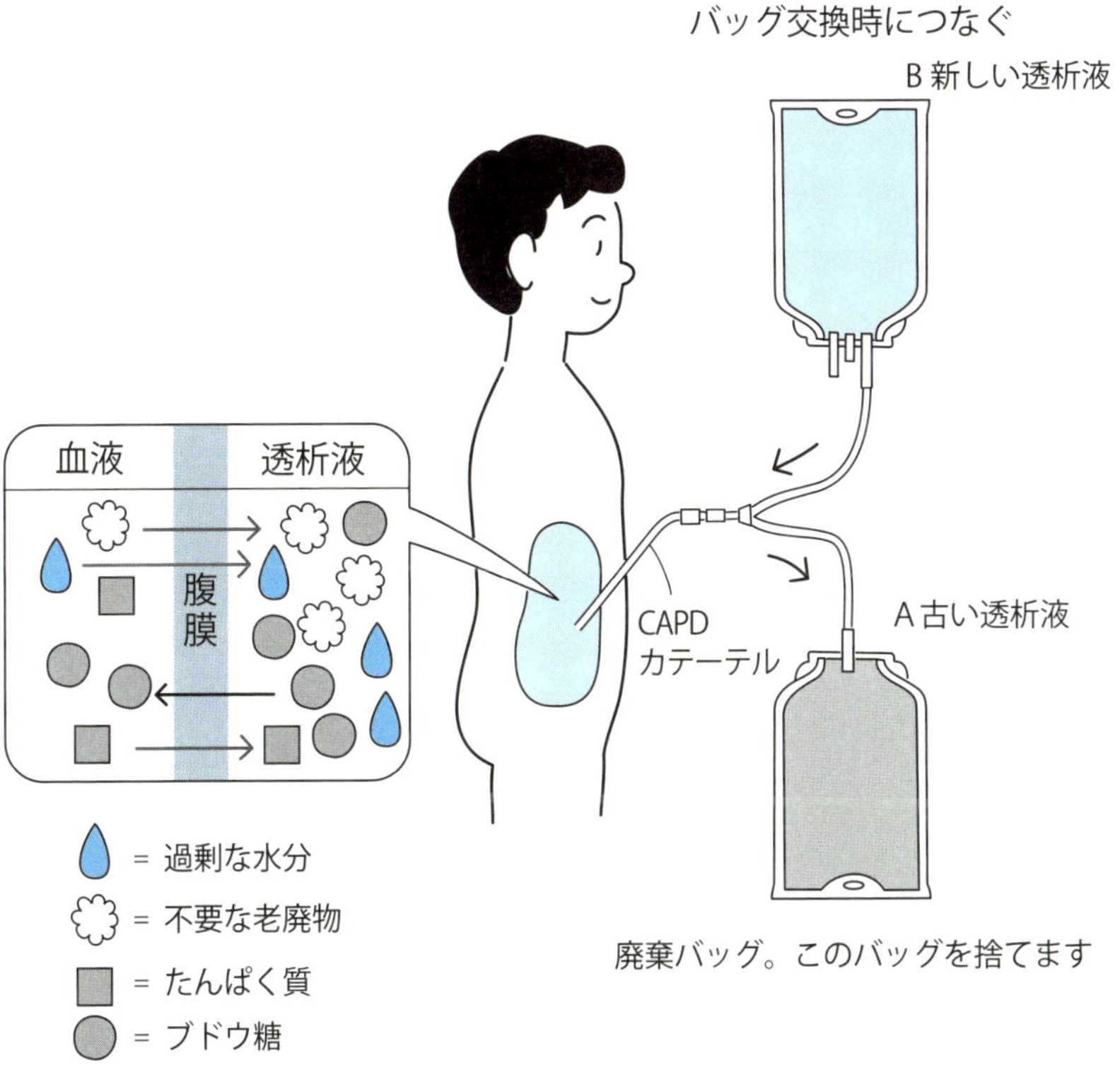

① 水分と老廃物は、血液から透析液に移ります。
② 透析液の中のブドウ糖の働きによって、過剰な水分は血液から透析液に移ります。
③ 血液の中のたんぱく質は、透析液の中に移ります。

※腹膜の血管を流れる血液とCAPD液との間で、腹膜を介して互いの物質が移動するには、濃度の差を利用しています。CAPD液の中には、高い濃度のブドウ糖が含まれているので、腹膜を通って血液から水分が移動します。このように、濃度の差によって水分が移動することを浸透といいます。

CAPDは英語のContinuous（連続的な）Ambulatory（携行可能な）Peritoneal（腹膜を使った）Dialysis（透析）の略語です。

れます。1日に3〜4回、1回に30分程度時間をかけてバッグ交換を行います。また、自宅で寝ている間に、機械を使って自動的に透析液の交換を行うシステム（APD）もあります。いずれにしても、家庭や勤務先で治療を行うので、血液透析のように1週間に3回通院する必要はありません。2週間に1回〜1ヵ月に1回、透析施設に通院して、腹膜透析で適切に治療が行えているかどうか、検査の結果や診察で確認します。

腹膜透析を導入するための準備

腹膜透析の透析液をおなかに入れるためのチューブ（カテーテルといいます）を手術で埋め込みますが、開始する1ヵ月くらい前に入れておきます。このカテーテルは、半永久的に使います。

透析液の排出、注入（バッグ交換）

腹腔内にためていた透析液を、カテーテルを通して空のバッグAに排出し、バッグに入った新しい透析液（B）を腹腔内に入れます（図6-7）。これを「バッグ交換」といいます。1度に交換する透析液の量は1・5〜2ℓで、交換する回数は一般的には1日4回です。そのほか、夜間、眠っている間に機械が液を自動的に交換する方法（APD）があります。

表6-2　血液透析と腹膜透析の比較

	血液透析（HD）	腹膜透析（CAPD）
治療を行う場所・内容	透析施設で行う。 間隔をおいて治療が行われるために、体に変動が見られる。	自宅、勤務先で行う。 血液透析に比べて自由度が高い。 持続して治療が行われるために体に変動が少ない。
通院の回数	1週間3回	月に1～2回程度
治療のために必要な時間	1週間に3回、1回4～5時間程度の通院治療	透析液の交換・装置のセットアップの手間
手術の内容	内シャントの作成	腹膜透析カテーテルの留置
食事・飲水の制限	制限あり	血液透析に比べて制限は緩い
入浴	透析後はシャワーが望ましい	腹膜カテーテルが細菌などで汚染しないよう注意が必要
感染の注意	必要（内シャント部）	必要（カテーテル部分）
出張・旅行	通院透析施設の確保	透析液・透析液交換用の物品を持参し、液の交換が必要
スポーツ	自由	腹圧がかからないように注意が必要
合併症	内シャントが詰まったり、腫れや感染を合併する。 透析治療中、体の中にたまった水分を短時間で除去するために、正常より血圧が低下することがある。	腹が張るなどの腹部症状、カテーテル感染、腹膜炎の合併など。 血液のたんぱく質が透析液へ喪失する。 腹膜の透析膜としての効果には限界がある（7年くらい）。

血液透析、腹膜透析のどちらを選ぶ？

それぞれに特徴があります（表6-2）。自分の生活スタイル、合併症の有無などから、主治医と相談して決めましょう。

透析療法に伴う合併症

血液透析の場合

①血圧低下

増加した過剰な水分を限られた時間内で取り除くために血圧が下がりやすくなります。症状はあくび、吐き気などが見られます。狭心症や心筋梗塞などの合併で心臓の働きが低下している場合、また高齢、糖尿病、低栄養、貧血などがある人に起こりやすい合併症です。

②不整脈

急激な除水や電解質の急激な変化で起こりやすくなったりします。動悸がしたり、脈が乱れたりします。

③不均衡症候群

●血液透析のおもな合併症

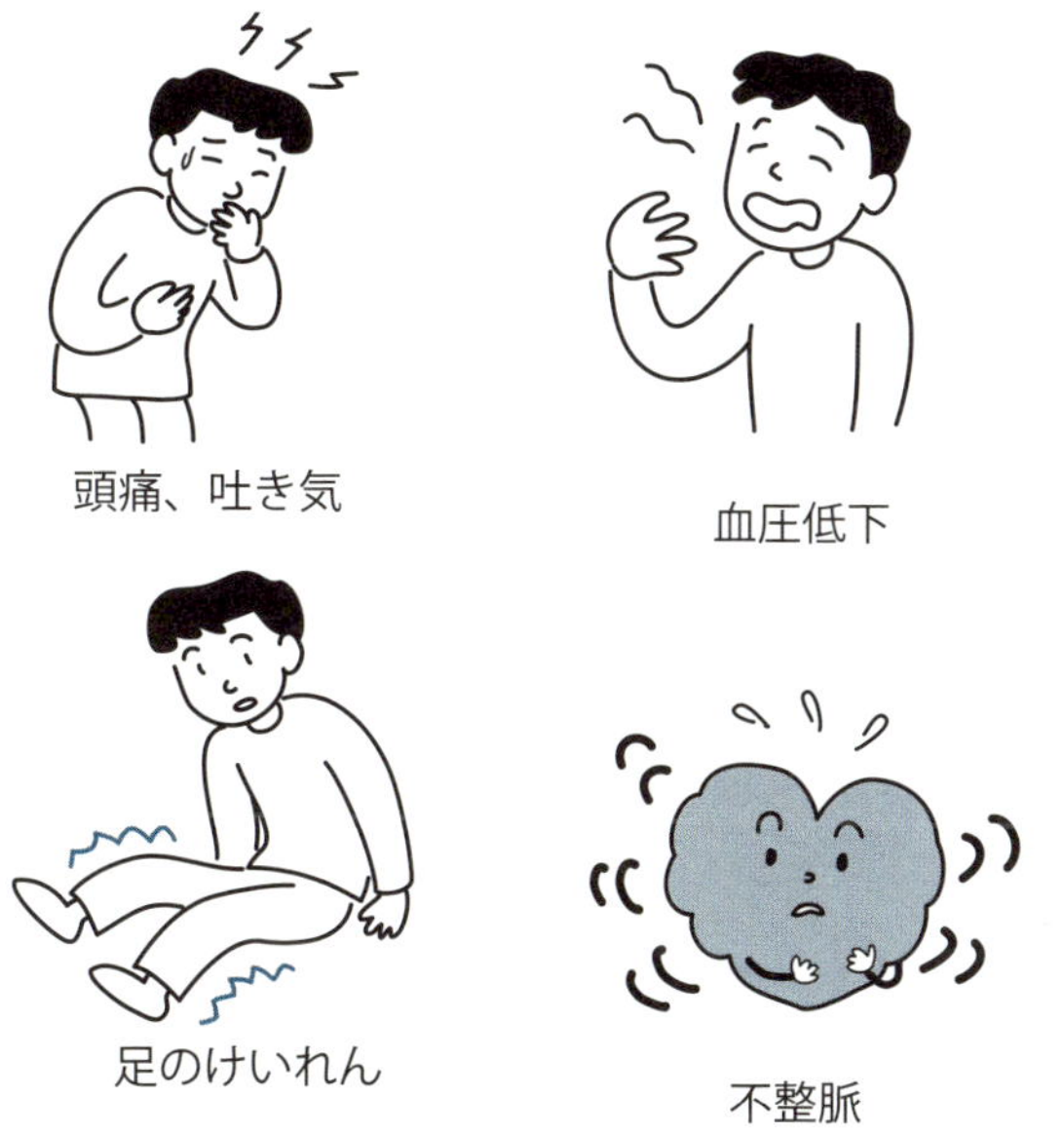

血液透析をはじめた初期に起こりやすい症状です。軽い頭痛、吐き気が見られます。透析を続けるうちに慣れてきて起こらなくなります。透析導入時期の管理と透析技術の進歩により、最近では少なくなっています。

④足のけいれん

透析中に急に体を動かすと、足の筋肉がこわばったりすることがあります。急激な水分除去を行ったときに生じやすい症状です。

腹膜透析の場合

①腹膜炎

透析液のバッグを交換するときの操作が清潔でないと、腹膜炎を起こします。腹痛、排液の濁り、発熱などがおもな症状です。繰り返すと腹膜の機能が低下するために、液交換前の手洗いや交換中の操作を清潔に行うように、十分な注意が必要です。

②カテーテル出口部の感染

カテーテルの出口部や皮下に、感染を合併すると赤くなり、痛みや、ひどくなると膿をともなうことがあります。常にカテーテルの出口部付近を清潔に保つことが大切です。

③腹膜透析カテーテルの異常

カテーテルが詰まったり、おなかの中でよじれたり、位置が悪かったりすると、排液が十分に出なくなってバッグ交換に時間がかかります。

●腹膜透析のおもな合併症

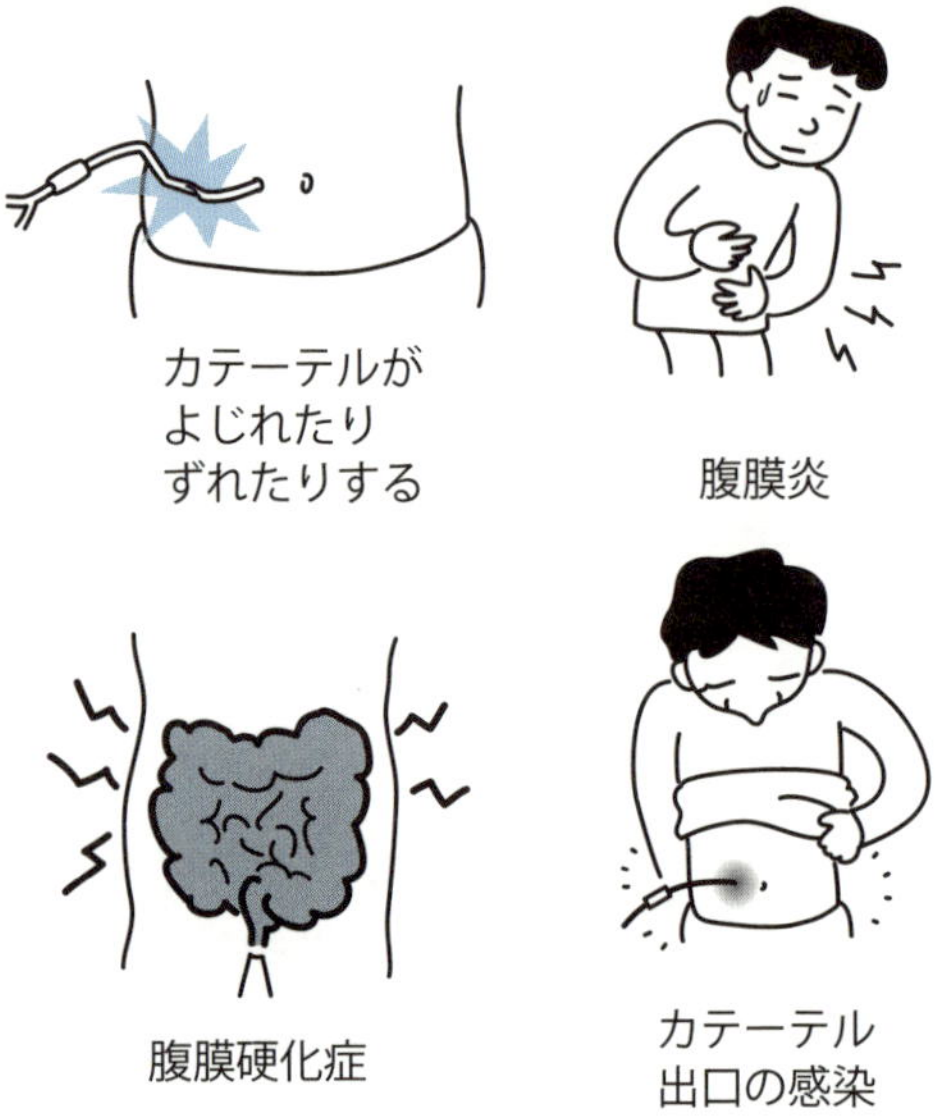

④腹膜硬化症（被嚢性《ひのうせい》腹膜硬化症）

腹膜透析が5年以上と長期になると、腹膜が癒着《ゆちゃく》し、腸がかたまり、一塊《ひとかたまり》となることがあります。この状態を、腹《ふく》膜硬化症《まくこうかしょう》といいます。腸管が動かなくなり、吐き気、嘔吐、腹痛、便秘などの消化器症状が起こります。生命にかかわることもあります。そのために、7年くらいで腹膜透析を中止して血液透析へ移行したり、血液透析との併用などで腹膜透析を連日ではなく施行しない日を設けて腹膜を休息したりすることで対応し、予防する方法が行われます。

高濃度のブドウ糖透析液や酸性透析液の長期使用、腹膜炎が原因ともされています。最近では、中性液の使用により、腹膜硬化症の合併は少なくなってきています。

透析療法を受けている人で見られるその他の合併症

①貧血

貧血はよく見られる合併症です。動悸や息切れ、めまいがあります。腎臓でエリスロポエチンという造血ホルモンがつくられなくなり、同時に赤血球の寿命が短くなるために起こります。ヘモグロビンを10～12g／dℓ、ヘマトクリットは30～36％程度に維持するため、エリスロポエチン製剤（赤血球造血刺激因子製剤）が使用されます。

②腎性骨異栄養症

カルシウムの血中濃度を保つため、骨からカルシウムが失われていく状態をいいます。腎臓でのビタミンDの活性化が障害されるので、腸管からカルシウムが吸収されにくくなり、またリンの排出が低下して、カルシウム・リンのバランスの障害が見られます。活性型ビタミンD製剤の内服や注射、リンを下げるための薬を用いますが、治療の効果は必ずしも十分ではありません。

副甲状腺ホルモンの分泌が多くなり、副甲状腺ホルモンの値が高くなると、手術で副甲状

●透析療法の合併症

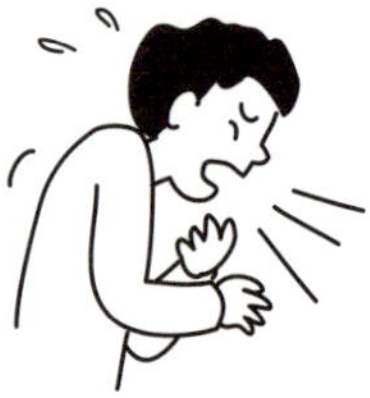
感染症

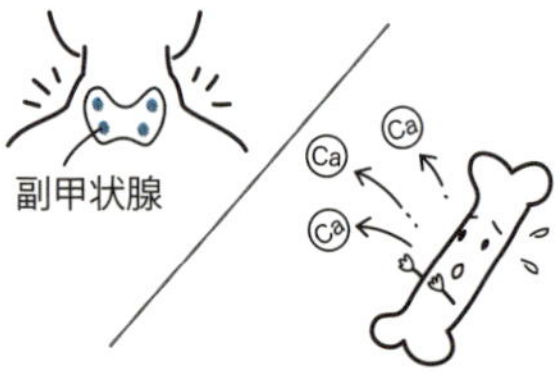

副甲状腺と骨の異常

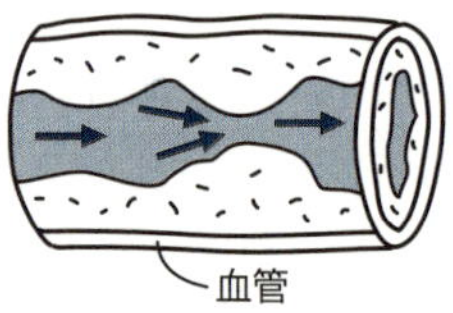

動脈硬化症

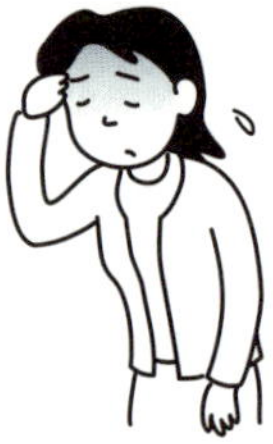
貧血

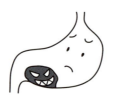

悪性腫瘍

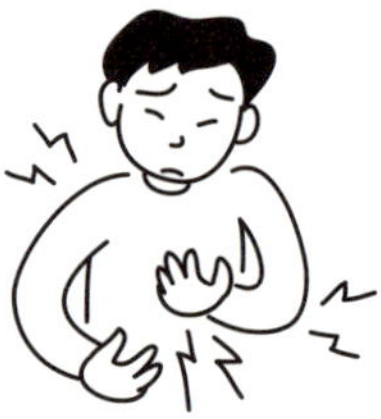
透析アミロイドーシス

腺を摘出したりアルコールを副甲状腺に注入して、組織を破壊してホルモンの濃度を下げたりします。最近は新しい有効な内服薬が使用できます。

③動脈硬化症

透析を受けている人は、高血圧、カルシウム・リン代謝異常、脂質代謝異常が重なり、動脈硬化が進展し、血管が石灰化して硬くなります。

④感染症

免疫力が低下しているので、感染症にかかる率が高くなります。内シャントからの感染、肺炎などがよく見られます。結核にもかかりやすくなります。風邪の予防、うがい、手洗い、十分な栄養と休息をとることが大切です。

⑤透析アミロイドーシス

透析期間が長くなると、透析療法で十分取り除けないβ_2ミクログロブリンという物質が変性してできるアミロイドが全身の骨や関節に沈着して透析アミロイドーシスを発症しやすくなります。痛み、しびれ、関節のこわばり感、握力の低下などが見られます。首の関節、腰の骨（腰椎）などで、アミロイドが沈着して正常な骨や関節が破壊されると、日常生活に支障が見られます。

⑥悪性腫瘍（がん）

長期間、透析を受けている人は、がんの発生率が高いといわれています。早期発見、早期治療に努めることが大切です。

⑦かゆみ

透析を受けている間、透析の後、就寝時にかゆみが強まります。尿毒素の蓄積やカルシウムの沈着が原因とされています。低い温度に保った透析療法で、かゆみが軽減することもあります。最近は新しい有効な内服薬が使用できるようになりました。

透析療法を受けている患者さんが自分で管理すること

ドライウエイトと体重管理

透析を受けるようになったときには、自分の腎臓はほとんど機能していません。患者さんによっては、尿の量も少なくなっています。透析の期間が長くなるとともに、尿の量も少なくなってきます。そのために、1回の透析終了後から、次の透析までの間には、摂取した水分が体内にとどまり、その分の体重が増えます。

1回ごとの透析療法で、体重がドライウエイト（余分な水分がたまっていない状態の体重のこと）になるまで水分を除去します。

ドライウエイトからの体重増加は中1日（透析間隔が1日）で3%、中2日（透析間隔が

●自分の体は自分で管理する

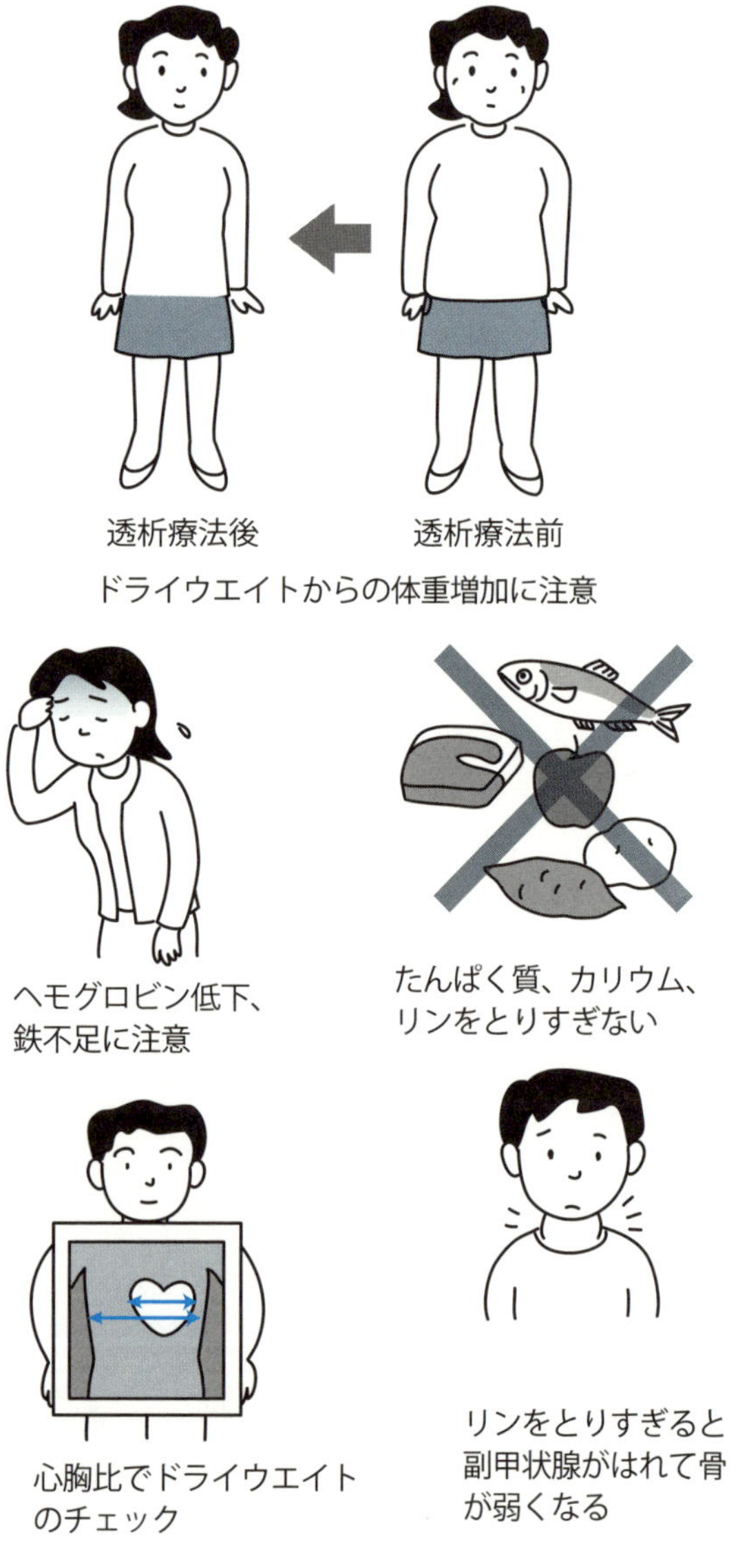
透析療法後
透析療法前
ドライウエイトからの体重増加に注意
ヘモグロビン低下、
鉄不足に注意
たんぱく質、カリウム、
リンをとりすぎない
心胸比でドライウエイト
のチェック
リンをとりすぎると
副甲状腺がはれて骨
が弱くなる

2日）で5％以内に管理することが必要です。それ以上に多く水分がたまってくると、むくみがひどくなり、時に心不全となり、呼吸困難が見られます。ひどくなると、生命が危険になることもあります。透析患者さんが亡くなられる原因のなかで、心不全が高頻度で見られます。体重管理は非常に大切です。

維持透析を続けているうちに、筋肉や脂肪がついて実質体重が増えてきた場合には、水分で体重が増えたわけではないので、ドライウエイトを現在よりも高く設定します。逆に実質体重が減ってやせてきた場合には、下げなければなりません。

体重を毎日測り、ドライウエイトからどれくらい増えているのかを知ることが大切です。

血液検査の結果

透析の効果を見るため、透析前と透析後に採血して、検査結果を見ます。

総たんぱく、アルブミン、尿素窒素、クレアチニン、カリウム、カルシウム、リン、また貧血の程度を見るヘモグロビン（Hb）やヘマトクリット（Ht）などの値から、食事などの自己管理が適切に行われているかどうかを評価します。

尿素窒素、カリウム、リンの値は食事の影響を受けます。たんぱく質を過剰に摂取した場合は尿素窒素の値が、カリウム摂取が多い場合はカリウムの値が、リンの摂取が多い場合にはリンの値が高くなります。透析を導入した後も、適正な食事療法の継続は大切です。体重の増減や自分の検査結果を見て、食事療法に注意しましょう。

貧血はヘモグロビン値や、ヘマトクリット値で判断されます。貧血の程度により、エリスロポエチン製剤（赤血球造血刺激因子製剤）の使用量を調節します。エリスロポエチンに反応しない貧血には、鉄分の不足、出血がある場合、感染症による慢性の炎症がある場合、悪性腫瘍の合併などによる場合があります。

その他の検査

鉄、フェリチンの検査は、鉄分の不足の程度を見ます。血液透析では、1回ごとの透析や採血で血液が失われ、またエリスロポエチンの刺激で血液がつくられるときに、鉄分が使われるために低くなります。

副甲状腺ホルモンは、カルシウム、リンを管理するホルモンです。検査で副甲状腺ホルモン値が高いと、副甲状腺（頸部の甲状腺の近くにあるホルモン臓器）が大きくなっています。副甲状腺が大きくなると、骨の合併症（腎性骨異栄養症）が高度になります。

定期的に胸部のレントゲン写真で心臓の大きさの経過を見ます。これはドライウエイトの設定に用います。一般に、胸郭の幅に対する心臓の幅の比率（心胸比、CTR）が50％以上になると、体に水分が貯留し、心臓が大きくなっていることが考えられます。このようなときには、ドライウエイトを下げます。ただし、もともと心肥大（とくに心臓の壁が厚くなっている場合）がある場合には50％より大きい場合があります。

ドライウエイトの設定には、心胸比を用いることが簡便です。透析施設によっては、腹部の超音波を用いて計測する下大静脈の径や、透析後のＢＮＰ（脳性利尿ペプチド）、透析開始時と終了時で測定する総たんぱくの測定によるたんぱく濃縮程度などから評価する場合もあります。

透析療法を受けている人では、心筋梗塞や狭心症などが高頻度に見られ、そのため心電図検査を定期的に行い、必要に応じて心エコー検査などで詳しく調べます。

日常生活に関して気をつけること

透析に入る前には、「運動は控えましょう」などと言われ、制限が加えられていたと思いますが、透析に入ってからは、体力、筋力が低下しないように積極的に運動をしましょう。

運動は透析を受けている人にも有効です。ただし、心血管事故を防止するためには、血圧が過度に高くなる（収縮期血圧１８０～２００㎜Hg）ような運動は避けるべきです。一般的には、有酸素運動を中心とした中等度までの運動（早歩きなど）が勧められています。

腎移植とは

末期腎不全の人が受ける治療は、透析療法のほかに「腎移植」があります。年齢、合併症などから腎移植が可能かどうか、また移植希望の登録の手続きなどは、主治医に相談しましょう。日本臓器移植ネットワーク（https://www.jotnw.or.jp/）から情報を得ることもでき

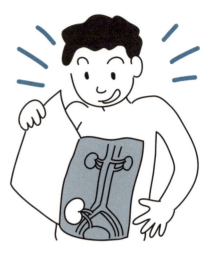

腎移植は、提供された腎臓を下腹部の左右どちらかに移植します。一般に、もとからある腎臓は小さくなっていて、残しておきます。

ます。

移植を受ける人と腎臓を提供する人のＨＬＡ（ヒト白血球抗原、白血球の血液型）のタイプなど、両者が合うかどうかマッチングの検査が必要で、型が合えば、拒絶反応の合併は少なく、生着率（移植した腎臓が機能を継続できること、拒絶反応がないことなど）は高くなります。移植した腎臓の働きがよい場合には、健康を取り戻せます。食事療法も緩和されます。

移植した腎臓の拒絶反応を防ぐためには、免疫抑制薬が使用されます。薬や治療法の進歩で急性拒絶反応は少なくなっていますが、長期間にゆっくりとした慢性拒絶反応から、腎臓の働きが低下し、５～15年の経過で、透析療法が必要となる場合があります。

しかしながら、腎移植は社会復帰には最も有効な治療となっています。

Q&A

慢性腎臓病に関するよくある質問

Q1

「腎臓の働きが低下している」と言われていますが、有効な治療法はありますか？

A1

どの程度、腎臓の働きが低下しているのか、悪化させている因子は何かを知って、進行を抑える治療を行います。

慢性腎臓病の原因となっている病気によって、進行速度は異なります。たんぱく尿の多い糖尿病性腎症や慢性糸球体腎炎は進行が速く、たんぱく尿の少ない腎硬化症は進行が緩やかです。とくに糖尿病性腎症や腎硬化症では、心血管疾患の予防あるいはその進行を抑えることが大切です。有効な治療法としては、厳格な血糖・高血圧の管理、レニン・アンジオテンシン系抑制薬の服用、たんぱく質制限食、脂質異常症の治療、腎性貧血の管理、禁煙、適度の運動などがあります。

腎臓の働きが低下したときには、塩分の過剰摂取によるむくみ（浮腫《ふしゅ》）、心不全の防止や、高カリウム血症、アシドーシス、高リン血症などの治療を行います。そのため多種類の薬を内服する必要があります。

Q2 健康診断のエコーで、「右側の腎臓に嚢胞が2つある」と言われました。腎臓の働きは悪くなるのですか？

A2 「右側の腎臓に嚢胞《のうほう》が2つある」とのことですが、これは単純性腎嚢胞といいます。単純性腎嚢胞は遺伝性の多発性嚢胞腎とは異なります。嚢胞の数が多い場合を単純性多発腎嚢胞といいますが、数が増え続けたり、大きくなったりして、正常の腎臓の部分を圧迫して腎臓の働きが悪くなることはありません。

Q3 血圧の管理はなぜ大切なのですか？ また、どのように管理するのですか？

A3 高血圧は慢性腎臓病の原因となります。また、慢性腎臓病を悪化させます。逆に、腎臓の働きが低下している状態は、高血圧の原因であり、悪化因子です。血圧の管理目標値は、130／80㎜Hg以下です。診察室で測る血圧よりも、朝晩自宅で測る家庭血圧の管理のほうが大切であり、目標値は診察室の血圧よりそれぞれ5㎜Hg低い値です。一方、高血圧ばかりでなく、立ちくらみなどを起こす低血圧にも注意が必要です。

たんぱく尿は末期腎不全と心血管疾患の危険因子です。降圧薬の第1選択薬（使用するうえで最も適切と考えられる薬）は、たんぱく尿を減らして腎臓を保護するレニン・アンジオテンシン系抑制薬です。しかし副作用として、腎臓の働きが低下しているときは高カリウム血症が見られ、また下痢などで脱水があるときは、急激に腎臓の働きが悪化することがあるので、注意が必要です。いずれにしても、血圧管理の基本は食塩制限です。食塩制限なくして薬のみによる管理はありえません。

Q4

慢性腎炎と慢性腎臓病はどう違うのですか？

A4

慢性腎炎とは、慢性腎炎症候群の略称で、たんぱく尿、血尿などの尿の異常が見られ、高血圧を合併し、腎臓の働きが徐々に悪化して末期腎不全にいたる慢性糸球体腎炎全体をさしています。腎生検による早期診断と適切な治療で治癒も可能です。

慢性腎臓病は、尿の異常、または腎臓の働きの低下が3ヵ月以上続く腎臓病の総称で、慢性糸球体腎炎と肥満、高血圧、脂質異常症、糖尿病などの生活習慣病にともなう腎臓病の両者を含みます。

生活習慣病にともなう慢性腎臓病は、初期には尿の異常があまり見られません。腎臓の働きが低下するにつれて心血管疾患を合併しやすくなり、心筋梗塞や脳卒中が発病して初めて診断される場合も多いのです。発病の防止と進行抑制、心血管疾患を予防することが大切です。

Q5 IgA腎症に対する扁桃摘出術とステロイドの併用療法について教えてください。

A5

IgA腎症では、扁桃の感染が糸球体の炎症の原因となるため、扁桃《へんとう》摘出術によって尿の異常が消失することがあります。また、IgA腎症で扁桃を摘出した人は、しなかった人より10年後に末期腎不全になる率が低いといわれています。

しかし、糸球体の炎症が強い場合は扁桃摘出術だけで治ることはなく、ステロイドによる治療が行われます。ただ、ステロイド療法を行ってたんぱく尿が消えても、治療が終わる頃に上気道炎とともに再燃することがあります。

そこで扁桃摘出術に加えて、ステロイドパルス療法といって大量のステロイドの注射とステロイドの内服で治療すると、たんぱく尿、血尿がともに消失し、上気道炎にかかっても悪化しない場合が多いことがわかったため、この併用療法が全国の病院で行われるようになりました。これは、IgA腎症が進行性に悪化するため、徹底した治療をしておくという考え方です。

Q6 「慢性糸球体腎炎」と言われたのですが、体の中にある腎臓2つとも同じように傷害されているのですか？

A6 慢性糸球体腎炎は、腎臓の炎症によるものですから、2つある腎臓はともにその病気で傷害されます。ですから、腎臓の検査であるクレアチニンの値などは、2つの腎臓全体での働きを表しています。

一方、腎腫瘍のように片側だけの腎臓が傷害される病気もあります。この場合、片側（右、あるいは左側）の病気の部分の腎臓のみを摘出しても、他の側の腎臓が代償して大きくなるので、腎臓の働きが大きく損なわれることはありません。

Q7

腎臓の病気の人はたくさんお水を飲むようにと、本に書いてありました。むくみが少しあるのですが、どれくらい飲んだらよいのですか？

A7

足のむくみが軽い場合や、心不全や肺水腫（肺に水分が溜まっている状態）がない場合には、厳密な水分の制限は必要ありません。腎臓の働きの程度によりますが、食塩を制限（1日6g）している状態では、のどの渇きに応じて水分をとってもかまいません。一般的には、尿量と同じ量の水分を飲むことが目安です。水分をとっていて、むくみが強くなる場合には、少なくしましょう。スープなども、水分が多くなりますから、むくみが強い場合には、控えるようにしましょう。

末期腎不全の場合や、心不全、肺水腫を合併している場合には水分制限が必要です。腎臓の専門の先生からの指示を受けましょう。

Q8

透析療法の医療費は、どれくらいかかりますか？

A8

血液透析、腹膜透析ともに、医療保険と公費負担医療制度で、医療費が援助されます。収入にもよりますが、身体障害者手帳と、特定疾病療養受領証などの取得手続きをすれば、医療費の自己負担はほとんどありません。身体障害者では1級に相当します。バスなどの公共の交通機関も利用できます。地域の役所で、透析が始まりましたとお話しして、手続きをしましょう。

透析療法が始まると、元気になります。透析日以外は、社会復帰をめざしましょう。お仕事をされていない方は、ボランティア活動などで、社会に還元するように心がけましょう。

Q9

透析療法が始まっても食事療法は必要ですか？

A9

血液透析も腹膜透析も腎臓の働きを100%代償するものではないので、食事療法は不可欠です。透析療法が必要な時期が近づくと、体液の過剰、高カリウム血症に加えて低栄養、代謝性アシドーシス、低カルシウム血症、高リン血症が問題になります。十分なエネルギーをとり、体を構成しているたんぱく質などが分解されてエネルギーとして使われることを防ぐ必要があります。

透析療法が始まる前は十分な水分摂取がすすめられますが、透析療法が始まると尿量に合わせて水分摂取を減らします。たんぱく質の制限は緩和されます。しかし、食塩制限は大切で、食塩のとりすぎは透析と透析の間の体重増加や腹膜透析での除水不良につながり、心不全や透析中の血圧低下をきたします。また、残っている腎臓の働きを低下させ、高濃度のブドウ糖透析液を使用することによる腹膜機能の劣化などのため、生命にかかわることもあります。なお、腹膜透析ではブドウ糖の吸収分のエネルギーを制限します。排液の中にたんぱく質がもれるために、たんぱく質の制限はより緩和されます。カリウム制限も、緩やかになります。

Q10 透析療法中の旅行では何に注意するとよいのですか？ また、透析にはどのような補助が出るのですか？

A10 血液透析、腹膜透析ともに旅行は可能です。血液透析では、旅行先での透析施設で治療を受けることになります。主治医に旅行先の透析施設の医師と連絡をとってもらい、ダイアライザーの種類など、どのような透析方法をしているかについて、主治医から情報を前もって知らせてもらうようにします。腹膜透析では、バッグ交換を旅行中は宿泊先ですることとなります。腹膜透析液や消毒用の必要な物品は、多めに持っていきましょう。

なお旅行中は、外食が多くなるために、体重増加、高カリウムを合併しやすくなります。旅行先では血液透析と同じように、食事療法に十分気をつけましょう。

治療費の補助については、透析は1カ月に40～60万円もかかる治療ですが、「特定疾病療養受療証」を申請し交付を受けると、医療費の負担を軽減（1カ月1万円、70歳未満の高所得者は2万円）することができます。旅行先の施設で透析を受けるときにも、この保険による医療費助成は利用可能です。また、障害者手帳を交付され、身体障害者に認定されると、税金や交通費などの減免や免除が受けられます。公的助成についての詳しい内容は、通院先のソーシャルワーカーか行政の窓口で相談してください。

野菜・芋・豆などのカリウム量（100gあたり）

		生(mg)	茹で(mg)	除去率(%)	備考欄
野菜	ほうれん草	690	490	29.0	
	おかひじき	680	510	25.0	
	たけのこ	520	470	9.6	
	にら	510	400	21.6	
	小松菜	500	140	72.0	
	水菜(京菜)	480	370	22.9	
	西洋かぼちゃ	450	430	4.4	
	れんこん	440	240	45.5	
	カリフラワー	410	220	46.3	
	ブロッコリー	360	180	50.0	
	ごぼう	320	210	34.4	
	とうもろこし	290	290	–	
	とうもろこし(缶詰)	290	130	55.2	
	にんじん(皮むき)	270	240	11.1	
	大根	230	210	8.7	
	トマト	210	–	–	
	なす	220	180	18.2	
	キャベツ	200	92	54.0	
	きゅうり	200	–	–	
芋	里芋	640	560	12.5	(水煮)
	山芋(いちょう芋·やまと芋)	430	–	–	
	さつま芋	470	490	−4.3	(蒸)
	じゃが芋	410	340	17.1	(水煮)
きのこ	エリンギ	460	–	–	
	ぶなしめじ	380	340	10.5	
豆	納豆	660	–	–	
	大豆	1900	570	70.0	(乾)→茹で
	枝豆	590	490	16.9	(生)→茹で
	あずき	1500	460	69.3	(乾)→茹で
	そら豆	440	390	11.4	(生)→茹で
	グリーンピース	340	340	0.0	(生)→茹で
	絹ごし豆腐	150	–	–	
	木綿豆腐	140	–	–	

算出は5訂日本標準成分表（科学技術庁資源調査会編，平成12年12月20日発刊）による

	食品名	100g中の食塩量(g)	常用量(めやす)	常用量の食塩量(g)
油脂・調味料	バター	1.9	10g	0.2
	マーガリン	1.2	10g	0.1
	顆粒だしの素	40.6	小さじ1杯	2.0
	ブイヨン	58.5	1個(4g)	2.3
	顆粒コンソメ	43.2	小さじ1杯	1.7
	中華ドレッシング	7.4	大さじ1杯	1.2
	麺つゆ(濃縮2倍)	6.6	大さじ3杯	3.0
	焼き肉のたれ	7.5	大さじ2杯	2.8
漬け物・佃煮・ふりかけ	たくわん	4.3	2切れ(20g)	0.9
	奈良漬け	4.3	3切れ(30g)	1.3
	ぬか漬け	3.8	3切れ(30g)	1.1
	福神漬け	5.1	20g	1.0
	らっきょう漬け	2.2	3粒(15g)	0.3
	梅干し	22.1	1個(10g)	2.2
	キムチ漬け	2.2	40g	0.9
	ザーサイ	13.7	20g	2.7
	しなちく	7.9	20g	1.6
	のり佃煮	5.8	大さじ1杯	0.8
	昆布佃煮	7.4	大さじ1杯	1.2
	味付け海苔	4.3	1袋(3g)	0.1
	お茶づけのり	38.3	1袋(6g)	2.3

食塩量は食品によって異なるので、あくまでも目安としてください

[参考文献]
五訂日本食品成分表（科学技術庁資源調査会編）
カロリーガイドブック（女子栄養大出版部）
調理のベーシックデータ（女子栄養大出版部）

食品に含まれる食塩量

	食品名	100g中の食塩量(g)	常用量(めやす)	常用量の食塩量(g)
主食(穀類)	食パン	1.3	6枚切り1枚(60g)	0.8
	フランスパン	1.6	2切(40g)	0.6
	ゆでうどん	0.1	1玉(220g)	0.2
	そうめん(茹で)	0.2	乾100g→茹300g	0.6
	生そば	0	1玉(180g)	0.0
	生中華麺(茹で)	0.2	1袋(120g) →茹230g	0.5
水産加工品	甘塩鮭	1.8～5.8	1切れ(80g)	1.4～4.6
	鯵干物	3.0	小1枚(60g)	1.8
	丸干しイワシ	3.8	2本(60g)	2.3
	鮭粕漬け	2.9	1切れ(80g)	2.3
	シラス干	6.6	大さじ1杯(5g)	0.3
	塩たらこ	4.6	1腹(60g)	2.8
	すじこ	4.8	大さじ1杯(20g)	1.0
	いか塩辛	6.9	大さじ1杯(20g)	1.4
	かまぼこ	2.5	2切れ(15g)	0.4
	竹輪	2.1	1本(30g)	0.6
	はんぺん	1.5	1枚(60g)	0.9
	さつま揚げ	1.9	小1枚(30g)	0.6
	スモークサーモン	3.8	1枚(15g)	0.6
肉加工品・乳製品	ロースハム	2.5	1枚(15g)	0.4
	ベーコン	2.0	1枚(15g)	0.3
	ウインナーソーセージ	1.9	1本(20g)	0.4
	焼き豚	2.4	1枚(15g)	0.4
	プロセスチーズ	2.8	スライスチーズ1枚(20g)	0.6
	粉チーズ	3.8	大さじ1杯(6g)	0.2

分類	料理名	設定	食塩(g)
ファーストフード	ホットドック	1個(ウインナー、ケチャップ、マスタード)	2.3
	ハンバーガー	1個(チーズ、パテ、コロッケなど)	1.1〜1.9
	ライスバーガー	1個(きんぴら入り)	1.4
	ポタージュスープ	1カップ	1.1
	フライドチキン	1個	0.9
	コールスロー	1カップ	0.8
	フライドポテト	1パック(Lサイズ)	0.5
レストラン(セットメニュー・単品)	エビチリ定食	エビチリ、スープ、ザーサイ	6.7
	焼き魚定食	鯵の塩焼き、味噌汁、漬物	6.3
	煮魚定食	カレイの煮付け、味噌汁、漬物	4.7
	味噌汁、スープ類	1杯	1.5
	漬物	1皿	1.0〜1.5
	シチューセット	ビーフシチュー、サラダ	4.2
	ミックスフライセット	フライ3種、付け合わせ、コンソメスープ	3.7
	グラタンセット	グラタン、コンソメスープ、サラダ	3.6
	ハンバーグセット	ハンバーグ、付け合わせ、ポタージュ	3.3
	あんかけ焼きそば	1人前	3.6
	ちらし寿司	1人前(江戸前)	3.6
	カレーライス	1人前	3.3
	にぎり寿司	1人前10カン程度(しょうゆは別)	2.6
	チャーハン	1人前	2.6

POINT1：汁や漬物を残したり、追加でかける調味料を控えたりして、食べ方で工夫しましょう。

POINT2：料理の一部を残すことができないような単品料理は食べる頻度を低くしましょう。

調理された食べ物に含まれる食塩量

分類	料理名	設定	食塩(g)
めん類	きつねうどん	1人前(味付き油揚げ)	9.1
	ラーメン	1人前(焼豚、なると、しなちく)	8.1
	かけそば	1人前	6.4
	ざるそば	1人前(練りワサビ付き)	3.7
	カレーうどん	1人前	3.6
	※かけ汁、つけ汁、スープを残さず飲んだ場合です。		
	冷やし中華	1人前(からし付き)	5.3
	カルボナーラ	1人前(ベーコン、チーズ)	3.5
丼物	牛丼	1人前(紅しょうが付き+0.7g)	5.5
	天丼	1人前(えびの天ぷら2本)	3.8
	カツ丼	1人前(ロースカツ+卵とじ)	3.5
	親子丼	1人前	3.3
	中華丼	1人前	2.9
	うな丼	1人前(うなぎ蒲焼100g)	3.1
コンビニ商品	おにぎり	1個(具によって大きく異なる)	1.1～1.4
	いなりずし	1パック(3個入り)	2.1
	助六	1パック(いなり3個、太巻き4個)	4.4
	やきそば	1パック	3.5
	ミックスサンド	1パック	2.0
	からあげ	1パック	0.7
	肉まん	1個	0.7
	カップ焼きそば	1個	5.3
	カップラーメン	1個	4.8
	カップみそ汁	1個	2.0～2.8

■メディカルフードサービス

カロリー制限食、たんぱく制限食、塩分制限食などの食事セットの他、低カロリー・低糖質食品、たんぱく質調整食品といった米飯・パン・麺なども選べます。慢性腎臓病の場合、食事制限の程度によりたんぱく制限食が3セット用意されています。

tel 0120−732−500（月〜土・祝日を除く 9:00〜17:00）
URL http://www.medifoods.jp（メディカルフードサービス株式会社）

■いきいき食品

たんぱく質、リン、カリウム、食塩等を調整した「主食（ごはん、麺、パン）」「菓子、デザート、飲料」「おかず、スープ類」等を種類豊富に取り揃え、ほとんどの商品が1個から購入可能。かかりつけの医師・栄養士等の相談、指導を得てご利用ください。

tel 0120−236−977（月〜土 9:00〜17:00）
URL http://www.healthynetwork.co.jp（株式会社ヘルシーネットワーク）

■キッセイヘルスケア　ネットショップ

たんぱく調整食品（ごはん、パン、麺、冷凍お弁当、減塩調味料等）、エネルギー調整食品があります。レトルトのおかずも多数。平日午前11時までの注文は、原則その日のうちに発送します。

tel 0120−588−117（平日9:00〜17:00）
fax 0120−815−804（24時間）
URL http://healthcare.kissei.co.jp（キッセイ薬品工業株式会社）

（編集部注：インターネットサイトを参考に作成　アクセス2016.6.7）

メモ

慢性腎臓病　食事療法の際に利用できる宅配の会社

料理を作るたびに、食塩、カリウム、カロリー制限の数値を考えるのは大変です。ときには、宅配業者を利用してみましょう。各社のカタログ、ホームページには、栄養成分やカロリーの説明、レシピ、減塩の工夫など楽しく食事をする情報が多数紹介されています。

■ミールタイム

栄養士が、電話で検査の数値を聞き、また日常生活の栄養相談を受けながら、その人に合わせた食事を選ぶことができます。ヘルシー食、たんぱく質調整食、ケア食などがあり、いずれも塩分は2g以下に抑えられています。食事は冷凍して宅配され、電子レンジで温めて調理します。

tel 0120－054－014　携帯電話：0570-054-014（平日9：00～18：00）
URL http://www.mealtime.jp（株式会社ファンデリー）

■タイヘイ〈食事療法〉

糖尿病（ヘルシー御膳：エネルギー調整食）、腎臓病（スマイル御膳：たんぱく質・塩分・リン・カリウムの調整食）などがあります。お弁当タイプの冷凍食。電子レンジで温めて調理します。

tel 0120－911－030（平日9：00～17：00）
URL http://www.familyset.jp（タイヘイ株式会社）

■健康宅配

たんぱく調整食、エネルギー調整食があり、それぞれ冷蔵食で１日２～３食セットのほか、冷凍のおかずセットも選べます。冷蔵での配送地域は限られるので注意。配達開始日は、ご注文を受けて5日後から。

tel 0120－634－023（年中無休9：00～18：00）
URL http://www.kenko-webshop.jp（株式会社武蔵野フーズ）

著者略歴

原　茂子（はら　しげこ）

1968年、名古屋大学医学部卒業。原プレスセンタークリニック院長。
1969年から虎の門病院内科病棟医を経て腎センターに勤務。血液浄化療法部長、腎センター部長として腎炎、膠原病や糖尿病性腎症、腎不全および透析療法にかかわった。日本内科学会認定専門医、日本腎臓学会および日本透析医学会の専門医・指導医。腎臓サポート協会理事、日本腎臓財団監事。厚生労働省身体障害者委員会委員など腎臓病の対策に、社会的側面からもかかわっていた。

福島正樹（ふくしま　まさき）

1949年生まれ。岡山大学医学部卒業後、消化器・肝臓病の研究で学位取得。1986年より倉敷中央病院内科勤務。消化器病、肝臓、内視鏡、東洋医学の専門医の資格を取得し、1987年に虎の門病院腎センターで研修。2000年より倉敷中央病院腎臓内科・人工透析センター主任部長。2011年より、重井医学研究所附属病院院長兼腎臓内科、血液浄化療法センター長、重井医学研究所所長、倉敷中央病院参与。日本内科学会認定医・指導医、日本腎臓学会指導医、日本透析医学会指導医、日本病態栄養学会評議員、日本腎臓リハビリテーション学会代議員。

※本書は、平成23年3月初版刊行の『慢性腎臓病（CKD）進行させない治療と生活習慣』を改訂増補したもので、『CKD診療ガイド 2012』（日本腎臓学会 編）の診断基準に対応した記述となっています。

改訂版 慢性腎臓病（CKD）進行させない治療と生活習慣

平成28年 7 月20日　第1刷発行

著　者　　原　茂子・福島正樹
発行者　　東島俊一
発行所　　株式会社 法　研
〒104 - 8104　東京都中央区銀座1-10-1
販売　03(3562)7671／編集　03(3562)7674
http://www.sociohealth.co.jp
印刷・製本　研友社印刷株式会社

0117

SOCIO HEALTH
小社は（株）法研を核に「SOCIO HEALTH GROUP」を構成し、相互のネットワークにより“社会保障及び健康に関する情報の社会的価値創造”を事業領域としています。その一環としての小社の出版事業にご注目ください。

ISBN978-4-86513-274-8　単価はカバーに表示してあります。